JN162526

そこが知りたい！

救急エコー一刀両断！

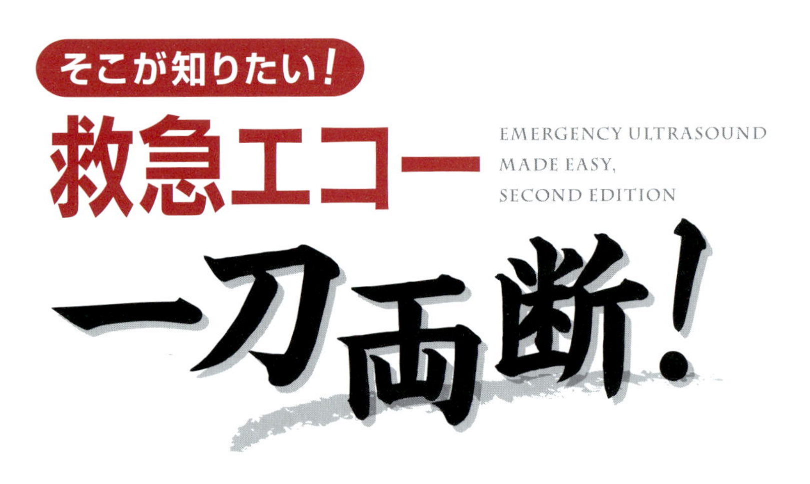

EMERGENCY ULTRASOUND
MADE EASY,
SECOND EDITION

著・Justin Bowra
Russell E McLaughlin

監訳・今　明秀

ELSEVIER

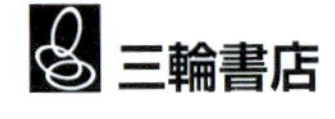
三輪書店

ELSEVIER

Higashi-Azabu 1-chome Bldg. 3F
1-9-15, Higashi-Azabu,
Minato-ku, Tokyo 106-0044, Japan

EMERGENCY ULTRASOUND MADE EASY

ISBN: 978-0-7020-4190-7

This translation of ***Emergency Ultrasound Made Easy, Second Edition*** by **Justin Bowra, Russell E McLaughlin**, was undertaken by MIWA-SHOTEN Ltd. and is published by arrangement with Elsevier Ltd.

本書，**Justin Bowra, Russell E McLaughlin**著：***Emergency Ultrasound Made Easy, Second Edition*** は，Elsevier Ltd.との契約によって出版されている.

そこが知りたい！ 救急エコー 一刀両断！, by **Justin Bowra, Russell E McLaughlin.**

ISBN: 978-4-89590-568-8

注　意

医学分野での知識と技術は日々進歩している．新たな研究や治験による知識の広がりに伴い，研究や治療，治療の手法について適正な変更が必要となることがある．

医療従事者および研究者は，本書に記載されている情報，手法，化合物，実験を評価し，使用する際には自らの経験と知識のもと，自身と職務上責任を負うべき患者を含むほかの人の安全に留意すべきである．

医薬品や製剤に関して，読者は(i)記載されている情報や用法についての最新の情報，(ii)各製剤の製造販売元が提供する最新の情報を検証し，投与量や処方，投与の手法や投与期間および禁忌事項を確認すべきである．医療従事者の経験および患者に関する知識のもとに診断，適切な投与量の決定，最善の治療を行い，かつ安全に関するあらゆる措置を講じることは医療従事者の責務である．

本書に記載されている内容の使用，または使用に関連した人または財産に対して被害や損害が生じたとしても，法律によって許容される範囲において，出版社，著者，寄稿者，編集者，および訳者は，一切の責任を負わない．そこには製造物責任の過失の問題，あるいはいかなる使用方法，製品，使用説明書についても含まれる．

序文

エコーは安全，迅速な画像技術である．救急エコーはAAA(腹部大動脈瘤)があるかどうか，外傷後に血液などの腹腔内貯留液があるかどうかなど，まさに特定の質問について答えを出すときに使われている．エコーはCTスキャンなどのほかの画像診断モダリティーとは異なり，“患者のもとで”迅速に使える技術である．救急エコーは適切なトレーニングを受けた放射線科医によって行われる精密なエコーの代替にはならない．またルーチンに出生前スクリーニングで使われるような役割もない．

Emergency Ultrasound Made Easy は救急医療や外科，集中治療における専門医や研修医を特に対象としている．逆に，その対象疾患は広い．例えば，DVT(深部静脈血栓症)の迅速な診断はほとんどの病院勤務医にとって興味深いものであるし，AAAのスクリーニングは大病院の現場と同様にプライマリケアの外来でも重要であるだろう．

エコーに関する総合的な素晴らしい教科書はすでにいくつもあるだろうが，本書はそのようにはつくられてはいない．ポケットサイズの救急エコー用ハンドブックとして，エコーの使用とそれを読影するために迅速なガイドをするものである．外傷によるショック患者など緊急状況において特に有用であり，使いやすいように構成されている．

Emergency Ultrasound Made Easy の初版が出てからこの5年間で，救急医療やそれに関連する分野の医療には大きな進歩があった．本版ではこれらの進歩を反映するために総合的な改訂とアップデートを行った．これらは，臨床医の個人個人の開拓的な努力と高品質なポータブル画像診断機器を広く普及させることとなった急速な技術の発展によってもたらされたものである．

エコーは放射線科の領域か他科も使ってもいいのかなどという議論は過去のもので，今ではすべての医師が使う“道具”であると認識されている．にもかかわらず本版では，エコーを使うことによって付加価値となる追加情報を得たり，答えがすぐにわかったりする臨床状況に限定して，内容を原則論に絞っている点に注意されたい．“陽性”，“陰性”，“不明”という単純な判定をあえて採用しているが，複雑な臨床上の疑問を解決するには，読者にはさらなる堅牢な質的評価を行っていただきたい．

Justin Bowra & Russell McLaughlin

謝辞

私たちの妻である Stella McGinn と Ros Bell の辛抱強さと素晴らしいユーモアのおかげで本書を完成させることができ，感謝している．また，私たちの子どもである Niamh Bowra，Matthew McLaughlin，Jacob McLaughlin にも感謝している．*Raising Children Made Easy* の出版予定はまだない．

セントジョージ病院（シドニー）の顧問放射線科医，Dr. Sanjeeva Abeywickrema に感謝する．

原著の貢献者

Paul Atkinson MB MA(CANTAB) MRCP FCEM CFEU
Associate Professor, Dalhousie University; Director of Research, Department of Emergency Medicine, Saint John Regional Hospital, Saint John, Canada

Roslyn E Bell BSC MB BCH BAO FRCR
Consultant Radiologist, Antrim Area Hospital, Antrim, UK

Michael Blaivas MD
Professor, Emergency and Internal Medicine, Northside Hospital Forsyth, Atlanta, USA

Justin Bowra MBBS FACEM CCPU
Director of Emergency Medicine Training, Sydney Adventist Hospital; Senior Emergency Physician, Royal North, Shore and Sydney Adventist Hospitals; Senior Lecturer, University of Notre Dame, Sydney, Australia

Niall Collum MRCS(ED) FCEM
Consultant, Emergency Medicine, Ulster Hospital, Belfast, UK

Anthony P Joseph FACEM
Clinical Associate Professor, Sydney Medical School, University of Sydney, Senior Staff Specialist, Emergency; Department and Director of Trauma, Royal North Shore Hospital, Sydney, Australia

Andrew W Kirkpatrick CD MD MHSC FRCSC FACS
Medical Director Regional Trauma Services, Foothills Medical Centre, Calgary, Canada

Sabrina Kuah FRANZCOG
Consultant Obstetrician, Department of Perinatal Medicine, Women's and Children's Hospital, Adelaide, Australia

Stella McGinn PHD FRACP MRCPE
Staff Specialist in Nephrology, Royal North Shore Hospital; Clinical Senior Lecturer, Department of Medicine, University of Sydney, Australia

Russell E McLaughlin MB BCH BAO FRCSI MMEDSCI FCEM CFEU
Clinical Director, Emergency Department, Royal Victoria Hospital, Belfast, UK

John T McManus MD MCR FACEP FAAEM
LTC(P) Director, US Army Emergency Medical Service, EMS Fellowship Program Director, San Antonio Uniformed Services Health, Education Consortium; Medical Director Fort Sam Houston and Camp Bullis Fire Dept; Clinical Associate Professor, Emergency Medicine, University of Texas, Heath Science Center, San Antonio, USA

Robert F Reardon MD
Ultrasound Director, Department of Emergency Medicine, Hennepin County Medical Center; Associate Professor, University of Minnesota, Minneapolis, USA

Conn Russell FCA DIBICM
Consultant, Anaesthesia and Intensive Care Medicine, Ulster Hospital, Belfast, UK

監訳者の序文

シン・エコー

2002年，肺エコーが欧州でデビューした後，世界中の救急医たちが，胸水や気胸，肺うっ血，肺炎などの診断で使い始めた．それまで腹部エコーや心エコーの達人だった先輩医師たちは，最初は冷ややかな目線をくれていたが，若手医師が器用に肺エコーで診断している診療風景を眺めるにつれ焦り始めた．新しい医療技術が出た瞬間，ベテラン医師と若手医師の間に差がなくなる．腹腔鏡手術，MRI，外傷診療JATEC，AEDのデビュー時，概して若手医師のほうが新技術に早く対応してきた．肺エコーは，切れ味抜群のlight saberだ．第5章を先に読め．ジェダイたちがダースベーダーに立ち向かうように，敵（病的肺）に向かってbeamを使え．

目の前の患者が低酸素，血圧低下，意識障害のとき，医師たちは緊急処置を開始する．そんな場面でエコーは大活躍する．特にFASTとよばれる外傷エコーは，内因疾患にも役立つ（第7章，第8章）．緊急エコーは術者に大きく依存する．エコーは身体所見の追加所見と考えて結果を解釈すべきだ．皮下脂肪が厚い肥満女性に対しての視診，聴診，触診，打診が正確さに欠けることは周知されている．エコーも同じだ．治療や評価にかかわらないあいまいな所見を時間かけて集めても無駄である．陽性所見は診断を確実にするが，陰性所見は解釈に気をつける．脂肪が厚い患者は要注意だ．第15章に書いてある．脂肪は合衆国の敵（enemy of US）であり，エコーの天敵だ（enemy of US）．

スワンガンツカテーテルが診療に使われ始めた頃，初代ゴジラが現れた．そして災害現場で小型エコーが使われる時代にシン・ゴジラが現れた．映画のゴジラは大進化していた．40年前はスワンガンツカテーテルで循環血漿量を把握していた．その後，中心静脈カテーテルでCVPを測定するだけで代用できるといわれ，今では心エコーと下大静脈エコーで循環血漿量を非侵襲的に十分把握できるようになった．時代は進化してきた．いや簡略化？　退化？　してきた．第6章には，的を絞った心エコーと下大静脈径の評価法について記載されている．やっぱり大事なのは，心エコー，新エコー，真エコー，進エコー，芯エコー，信エコー，シン・エコーだね．

本書は腹部エコーや心エコーを上達させるためのテキストではない．救急外来で「これだけあれば何とかなる」テキストである．これまで「何となく」行われていた救急外来のエコーは，シン・エコーになる．

八戸市立市民病院救命救急センター所長
今明秀

訳者紹介

監訳

今　明秀　八戸市立市民病院副院長．救命救急センター所長．臨床研修センター所長

翻訳（五十音順）

伊沢朋美　八戸市立市民病院救命救急センター
（第5章，第6章，第12章，第13章，第14章）

伊藤　慧　八戸市立市民病院救命救急センター
（第3章，第7章，第8章，第15章，付録1）

今　明秀　八戸市立市民病院副院長．救命救急センター所長．臨床研修センター所長
（序文，謝辞，第1章，第2章，第16章）

田中　航　八戸市立市民病院救命救急センター
（第4章，第9章，第10章，第11章）

目次

略語

AAA（abdominal aortic aneurysm）	腹部大動脈瘤
AP（anteroposterior）	前後径
ARF（acute renal failure）	急性腎不全
ASIS（anterior superior iliac spine）	上前腸骨棘
ATLS®（Advanced Trauma Life Support）	米国外傷初期診療
bHCG（beta human chorionic gonadotrophin）	βHCG
BP（blood pressure）	血圧
CBD（common bile duct）	総胆管
CCA（common carotid artery）	総頸動脈
CCF（congestive cardiac failure）	うっ血性心不全
CT（computed tomography）	コンピューター断層撮影
CTKUB（computed tomography of kidneys, ureter and bladder）	膀胱単純 CT
CVC（central vein cannula *or* central venous cannulation）	中心静脈穿刺
CVP（central venous pressure）	中心静脈圧
CXR（chest X-ray）	胸部 X 線検査
DPL（diagnostic peritoneal lavage）	診断的腹腔洗浄
DVT（deep vein thrombosis）	深部静脈血栓
ED（emergency department）	救急外来
EFAST（extended focused assessment with sonography in trauma）	肺エコーを加えた FAST

EP（ectopic pregnancy）	異所性妊娠
FAST（focused assessment with sonography in trauma）	外傷迅速簡易超音波検査
FB（foreign body）	異物
FF（free fluid）	液体貯留
FHB（foetal heart beat）	胎児心拍
FHR（foetal heart rate）	胎児心拍数
FN（femoral nerve）	大腿神経
FV（femoral vein）	大腿静脈
GA（gestational age）	妊娠期間
GB（gallbladder）	胆嚢
ICC（intercostal catheter）	胸腔ドレーン
IJV（internal jugular vein）	内頸静脈
IUP（*in utero* pregnancy）	子宮内妊娠
IVC（inferior vena cava）	下大静脈
LA（local anaesthetic）	局所麻酔
LMP（last menstrual period）	最終月経期
LP（lumbar puncture）	腰椎穿刺
LS（longitudinal section）	長軸
LV（left ventricle（または left ventricular））	左心室
MRI（magnetic resonance imaging）	核磁気共鳴画像法
MSD（mean sac diameter）	平均嚢径
NICE（National Institute for Health and Clinical Excellence）	英国国立研究所
OG（obstetrics and gynaecology（または obstetricians and gynaecologists））	産婦人科，または産婦人科医
OR（odds ratio）	オッズ比
OT（operating theatre）	手術室
PE（pulmonary embolism または embolus）	肺塞栓

PEA（pulseless electrical activity） 無脈性電気活動

PLAX（parasternal long axis） 傍胸骨長軸断面

PTX（pneumothorax） 気胸

PV（portal vein） 門脈

PZT（piezo-electric transducer） ピエゾ電子トランスデューサー

RV（right ventricle（または right ventricular）） 右心室

SA（subclavian artery） 鎖骨下動脈

SCFE（slipped capital femoral epiphysis） 大腿骨頭すべり症

SCM（sternocleidomastoid muscle） 胸鎖乳突筋

SMA（superior mesenteric artery） 上腸間膜動脈

SPC（suprapubic catheter） 尿道カテーテル

TA（transabdominal） 経腹

TS（transverse section） 横軸

TV（transvaginal） 経腟

TVS（transvaginal ultrasound） 経腟エコー

UA（ulnar artery） 尺骨動脈

UN（ulnar nerve） 尺骨神経

US（ultrasound） エコー

VB（vertebral body） 椎体

WES（wall-echo shadow） ウォールエコーシャドウサイン

1 はじめに

Justin Bowra, Russell McLaughlin

エコーとは

エコー(Ultrasound：US)は安全・迅速な画像技術である．US は非侵襲的，無痛であり，造影剤やルーチン検査のために患者の特別な準備を必要としない．US は放射線科医，心臓専門医(心エコー検査装置)，産科医に広く使われている．近年ではその利用は救命治療の分野(救急医療，集中治療，麻酔)にも広がっている．*Emergency Ultrasound Made Easy* の本版は，US を利用した救命治療の最新の進歩を反映するため総合的に改訂されたものである．

救急エコーとは

EBU(Emergency Bedside Ultrasound)としても知られる救急 US は限定的な US 診断，もしくは的を絞った US であり，放射線科医以外の医師が行う US 診断を改善したものである．ほかの画像診断モダリティー(例えば CT (Computed Tomography))とは異なり，救急 US は“患者のもとで”必要に応じて繰り返し利用可能な，迅速な技術である．

救急 US を用いて，次のような命にかかわる特定の疾患をベッドサイドで迅速に診断できる．

- 腹部大動脈瘤(Abdominal Aortic Aneurysm：AAA)
- 心嚢液貯留
- 外傷性腹腔内出血(Focused Assessment with Sonography in Trauma (FAST) scan，外傷迅速簡易超音波検査)
- 気胸(extend FAST または EFAST)

また, US ガイド下で行うことで特定の手技の安全性を高めることもできる.

- 中心静脈穿刺
- 心嚢穿刺，胸腔穿刺，腹腔穿刺
- 末梢神経ブロック

- 腰椎穿刺
- 恥骨上膀胱穿刺
- 軟部組織異物除去術

放射線科医との違い

精密なUSと異なり，この技術は何年もかかるような訓練は必要としない．研究によると，この技術はすぐ教えることができ，10回の実施程度で術者はその症状について十分な検査ができるようになる．

しかしながら，適切な訓練を受けた放射線科医による精密なUSの**代用にはならない**ということは強調されなければならない．出産前スクリーニングや胸のしこりの診断など，ルーチン的な状況には利用できない．

これはなぜであろうか．放射線科医は検査や画像を詳細に解釈する訓練を受けており，検査部位に関連する解剖学，病理学，US画像診断の詳細な理解のもとで診断を行っている．それに対して救急USの適用は**特定の問題**に応えることに限定されたものであり，また，その訓練や資格ガイドラインはこのことを反映したものである．

さらに，それ自体の特性として，USはまさに術者に依存する．画像の取得や解釈は，特に救急においては初心者にとって大きな課題になりうる．検査の実施法を学ぶ際にはこれを覚えておくように．

最初に考慮すべきこと

救急USのトレーニングを行う際は次の重要な規則を覚えておくことが賢明だろう．

対応すべき臨床的問題

理想的にはこの問題の答えはYes/Noの2**択**になるべきである．答えの例としては，“この患者の腹痛の原因は何か？”よりも“患者は大動脈瘤であるのか？”といったものである．精密なUS診断とは異なり，救急USは非常に迅速に2択の問題に答えるために，何枚かの明瞭ではっきりとした画像を用いる．この考え方を理解することは画像の安全な解釈のための絶対的な基礎となるものである(**表1.1**)．

間違った問題について考えることは役に立たないどころか**有害なもの**である．これは非常に危険なものであり，救急USの限界(limitation)を間違って

表 1.1　2 択の考え方

臨床症状	正しい質問(回答は Yes/NO)	間違った質問
激しい上腹部痛	この患者は AAA であるか?	痛みの原因は何か? もし AAA であるなら破裂しているか?
鈍的腹部外傷(FAST)	腹水貯留はあるか?	固形臓器損傷はあるか? 内臓破裂はあるか?
脚の痛み	膝より上部の深部静脈血栓症であるか?	痛みの原因は何か?

AAA : Abdominal Aortic Aneurysm, DVT : Deep Vein Thrombosis, FAST : Focused Assessment with Sonography in Trauma[訳注].

訳注 : in trauma ではなく for trauma ということもある.

認識しているということである. 例えば, もし, FAST 陰性では固形臓器損傷を除外できないということを理解していなければ, FAST 陰性は生じるはずのない安堵を術者に感じさせてしまう.

救急エコーの限界

すべての 2 択の問題に対して答えを出せるとはかぎらない. US 診断は臨床の問題に**答えられる**ものでなければならない. 例えば, US は水腎症の発見には敏感である一方, 尿管結石の同定能は低い. それゆえ, 尿管疝痛(ureteric colic)の疑いがある患者に対する(US で答えられるような)適切な質問は次のようなものである.

- この患者は AAA ではないか?(鑑別診断として)
- この患者は水腎症ではないか?(結石による閉塞を示唆する)
- 結石を確認できるか?

また, 適切ではない質問は次のようなものである.

- **結石を除外**できるか?

術者と技術の限界

いくつかの質問は救急 US の適用範囲を超えている. 高度に専門化された機器を用いる超音波検査技師は, 救急外来で US を行う医師がポータブル機器を利用してもみつけられないような病変をみつけることができる. とはいうものの, ポータブル機器は進歩し続けているため, この考え(statement)は将来的には改訂される必要が出てくるかもしれない.

さらに，検査を始めたばかりの頃は，術者ではあってもまだ救急超音波技師とはいえない．検査結果に基づいて臨床的な決定を下すということは初心者にとっては圧倒的な魅力があるだろう．しかしながら，すべての診断的・治療的技術には，資格取得プログラムと継続的な基準の管理が必要である．術者が最低限のレベルの経験を積むまでは，どんな新たな症状に対しても，救急USの実施と読影に多大な注意が払われなければならない．

救急エコーは救急外来のマネジメントを変えるだろうか

患者や部署にとって明確な利益がある場合以外は，ほかの検査のほうがうまくいくような検査を行うことに意義はない．例えば，US診断では多くの小児の腕の骨折をみつけることが可能である．しかしながら，もしX線診断も考えているのであれば，USは無駄なストレスを患者に抱かせるだけだ．

同様に，尿管疝痛の診断に医師がCTを使いたいのであれば，USによる水腎症の同定はほとんど重要ではない．しかしながら，迅速な減圧術により透析への進行を防げるかもしれないため，急性腎不全の患者においては水腎症の発見は非常に重要なものとなる．

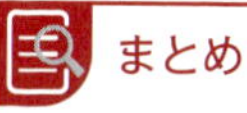

まとめ

- 救急USは迅速，安全，高感度であり，救急外来における患者の蘇生中にも使用できる．
- 特定の2択の問題について迅速なYes/Noの回答が得られる．
- 術者と機器の限界に非常に強く影響される．
- 救急外来における研究では，マネジメントを変えるときにのみ適応となる．
- 精密なUSの**代替とはならない**．

2 エコーはどのように動いているのか

Roslyn E Bell, Russell McLaughlin

エコーとは何か

エコー(Ultrasound：US)では高周波数の音波を用いる．この音波はトランスデューサー(プローベ)から体内を伝わっていく．超音波は人間の聴覚で聞くことができる限界よりもずっと高い周波数をもつ．超音波の範囲は2～15MHz(1Hz＝1周期／秒)であるが，表層構造のスキャンには7～12MHzのより高い周波数が用いられており，最も一般的に使われる腹部スキャンには3.5～5MHzのトランスデューサーが使われる．周波数が大きくなるほど解像度は上昇するが，深部構造までの到達能は減少する(図2.1)．

エコー診断の種類

US診断にはいくつかのモードがある．Mモードは心エコーや胸膜エコーに，Bモードは腹部や骨格筋スキャンに，ドップラー画像は(Bモードと併用して)血流を撮影したいときに用いる．

Bモードスキャンは本書がカバーする主なモードである．BモードではUS beamが患者の体を通過して2次元(2D)スキャン平面をつくる．組織は画面上に無数の小さい白点として表示され，この白点の集合として2D画像が得られる．

MモードではBモードエコーが1列ずつ継続的に画面上に更新される．画面上での水平軸は時間を表しており，垂直軸はdepthを表している．このモードでは気胸を評価する際における肺の動きなど，動きをみることができる．

画像の描出

エコーパルスは，ピエゾ電気結晶体内に電磁波を通して振動させることに

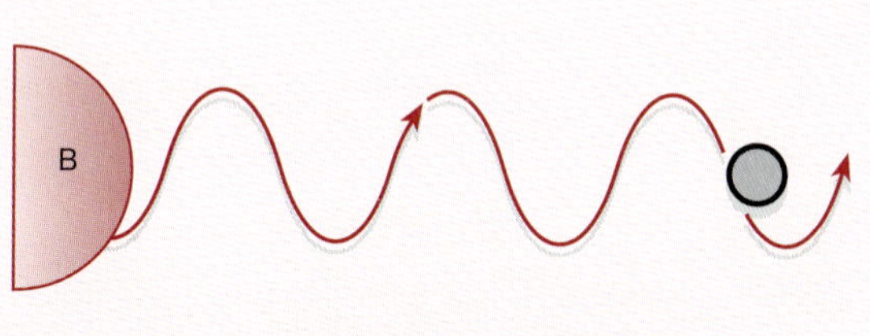

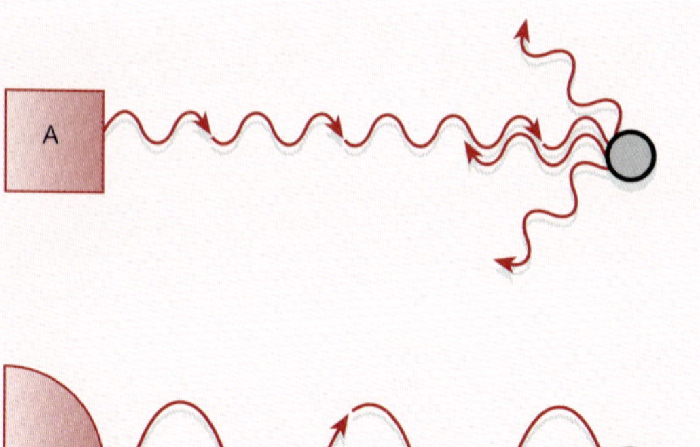

図 2.1　高振動数音波と低振動数音波
高振動数音波（プローベ A）は低振動数音波（プローベ B）に比べると高解像度であり，より小さい物体でも反射される．

よってトランスデューサー（プローベ）内で生成される．エコーパルスが生成されると，トランスデューサーは受信モードになる．ほとんどの時間，トランスデューサーは受信モード状態である．組織の境界で反射して戻ってきた音波は，結晶を振動させ電気信号を発生する．プローベの“音響整合層”はエネルギーを伝達する（図 2.2）．

超音波は異なる組織のなかでは少し速度が変わり，異なる媒体中では組織境界部で反射，吸収，もしくは散乱する．超音波がこれらの境界にぶつかる際，“超音波”はプローベに送り返された後に検出されて画像出力のために解析される．画面上の画像は一連の点として表示され，これらのそれぞれの点の位置は超音波がトランスデューサーへと戻ってくる時間に依存する．より深部の組織からの超音波は，プローベに戻ってくるまでにより時間がかかり，その結果として，画面上にそれに応じた位置に表示される．各点の明度は超音波の強度に対応している．トランスデューサーからの各エコーパルスは一連の点を生み，多数のパルスは横断面画像の作製に使用される．

音エネルギーは，異なる媒体中を異なる速度で伝導する．おおよその値を**表 2.1** に示す．

各媒体は音波の進行に対して異なるインピーダンスをもち，それらは音響

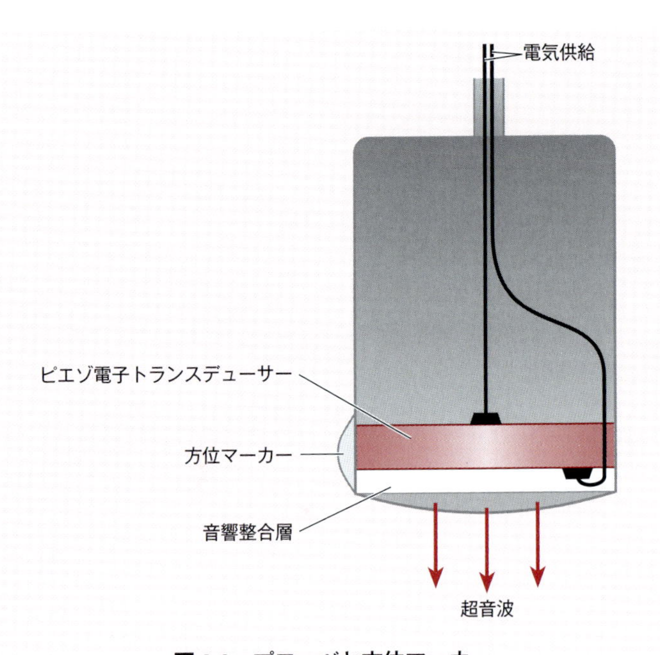

図 2.2　プローベと方位マーカー
エポキシレジンからつくられる“音響整合層”はエネルギー伝達を改善する.

表 2.1　エコー：さまざまな媒体中の速度

媒体	音速(m／秒)
軟部組織	1,570
骨	3,000
水	1,480
脂肪	1,450
空気	330

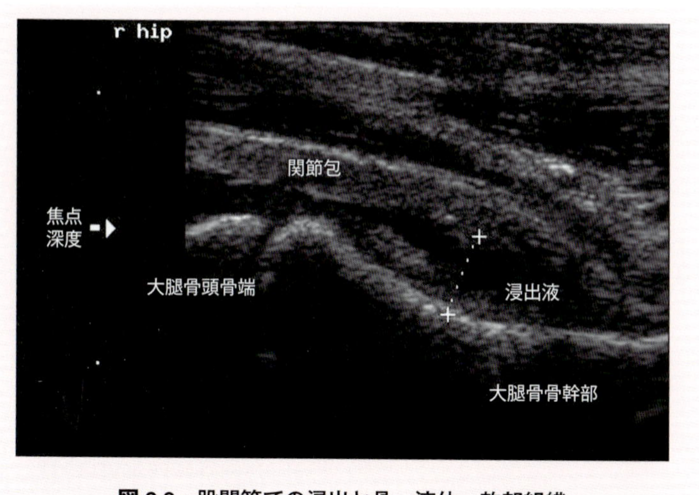

図 2.3 股関節での浸出と骨，液体，軟部組織
浸出液(液体)は黒くみえることを覚えておく．焦点矢印は画像の横に表示される．

インピーダンスとよばれている．境界での音響インピーダンスの差が大きければ大きいほど，音波の反射は大きくなる．

それゆえ，組織におけるさまざまな特性や“きめ”が，異なる超音波やその結果画像にみられる異なる“エコー輝度”を生み出している(図 2.3, 図 2.4)

- 骨皮質や石灰化胆石は高度の反射性を示し，強く反応して白くみえる．
- 液体(例えば膀胱内)は音波を伝導するので黒く映る．
- 軟部組織(例えば肝臓)は上の 2 つの中間程度で，灰色にみえる．

エコーゼリーはプローベと患者の間で“カップリング”剤として使われる．これは超音波が伝導するには媒体が必要であり，空気中ではうまく伝導しないためである．

トランスデューサー

近年の医療 US 診断で最も一般的に利用されているトランスデューサーは直線アレイとフェーズドアレイである．どちらも小さく分けられたピエゾ電

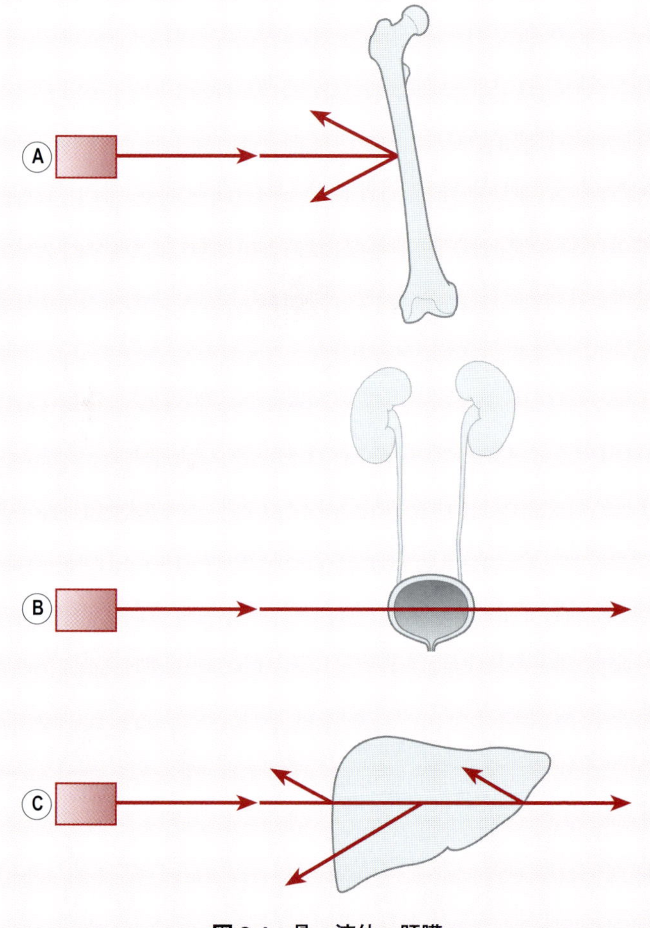

図 2.4　骨，液体，肝臓

骨(A)は高い反射性をもち白くみえる．膀胱内などの液体(B)は音を伝達し，黒くみえる．肝臓(C)は一部の音を反射し，残りを伝達するので灰色にみえる．

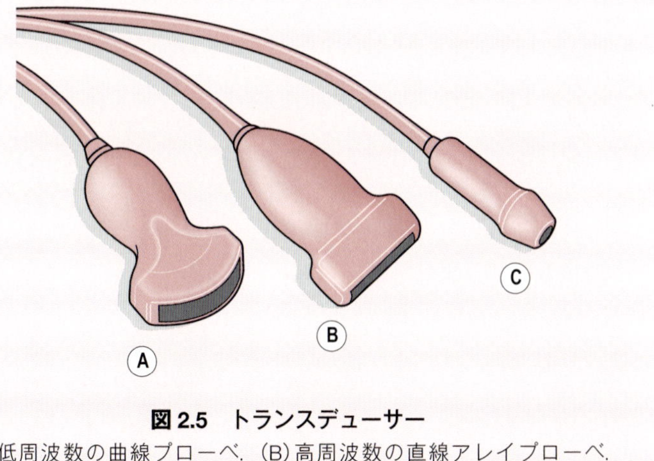

図 2.5　トランスデューサー
(A)低周波数の曲線プローベ. (B)高周波数の直線アレイプローベ.
(C)フェーズドアレイマイクロコンベックスプローベ.

子トランスデューサー(Piezo-Electric Transducer：PZT)素子が1列に並んでいる(図 2.5).

直線アレイトランスデューサーでは長方形の画像が得られ，一般的には7～12MHz の高周波で表面構造や骨格筋構造のスキャン時に高分解能の画像を得る際に用いられる．PZT 素子は電子的に次々に活性化されていく．曲線型トランスデューサーは基本的には直線トランスデューサーを曲げて配列したものである．これらではより広い範囲の視野が得られ，曲線プローベではほとんどの表面構造が変形してしまうためより深部の構造に適している．

フェーズドアレイやセクタートランスデューサーでは，小時間差で PZT 素子に電圧を印加することで素子は電子的に操作され，US beam が出る．その結果，US beam は組織を通過して走査し，広い範囲の視野画像が得られるのである．これらは腹部のスキャンや心エコーで用いることができ，また，トランスデューサー頭部が曲線プローベよりも通常小さいものが使われる肋間など，小さい“接触面”が必要とされる部分において便利である．

方位

迅速な解剖の同定や信頼でき比較可能な画像の描出が可能となるため，常

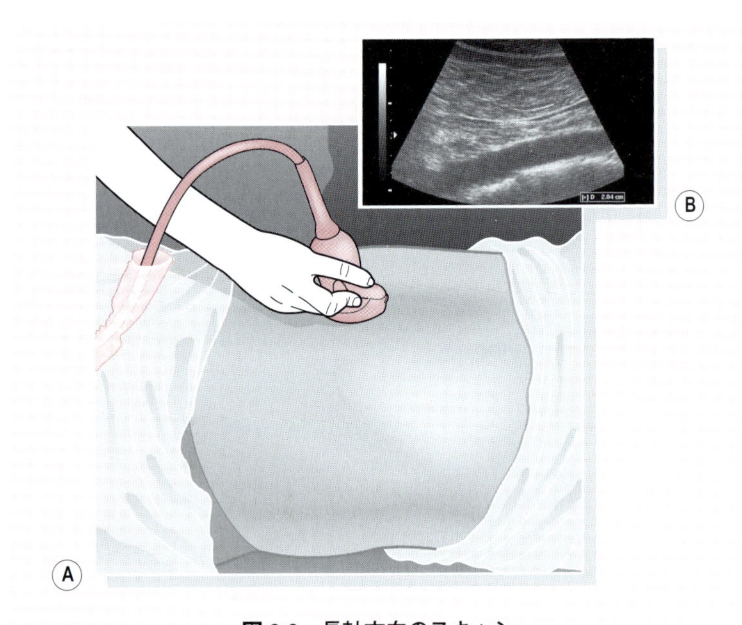

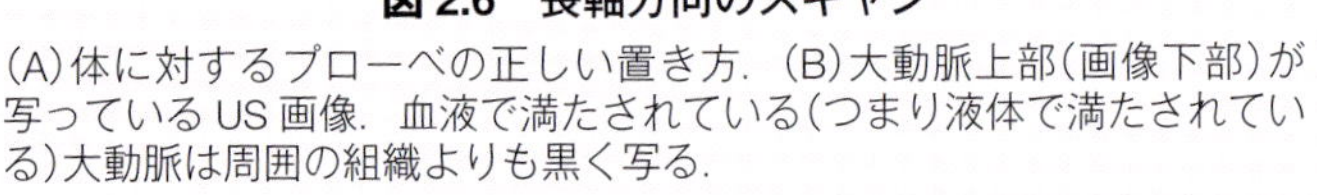

図 2.6　長軸方向のスキャン

(A)体に対するプローベの正しい置き方．(B)大動脈上部(画像下部)が写っているUS画像．血液で満たされている(つまり液体で満たされている)大動脈は周囲の組織よりも黒く写る．

にプローベを正しいもち方でもつことが重要である．画像上では患者の皮膚が画面の上部に，深部構造は画面の下部に映される．

長軸方向に(矢状方向に)スキャンする際は**患者の頭**が画面上で左に，足が右にくるようにする．長軸方向のスキャンは図 2.6 に示す．

横断面像を撮る場合は**患者の右側**が画面の左側にくるようにする．横断面のスキャンは図 2.7 に示す．

プローベは通常，小さな明かりやほかのマーカーで印がつけられており，長軸方向のスキャンではこれを患者の頭方向に，横断像のスキャンではマーカーが患者の右方向に向くようにする(図 2.2)．その代わりに，プローベの一方の側面に優しく指をタッピングすることで，使用者は画像の向きをチェックできる．標準的な方位は心エコー画像とは逆であり，これが混乱を

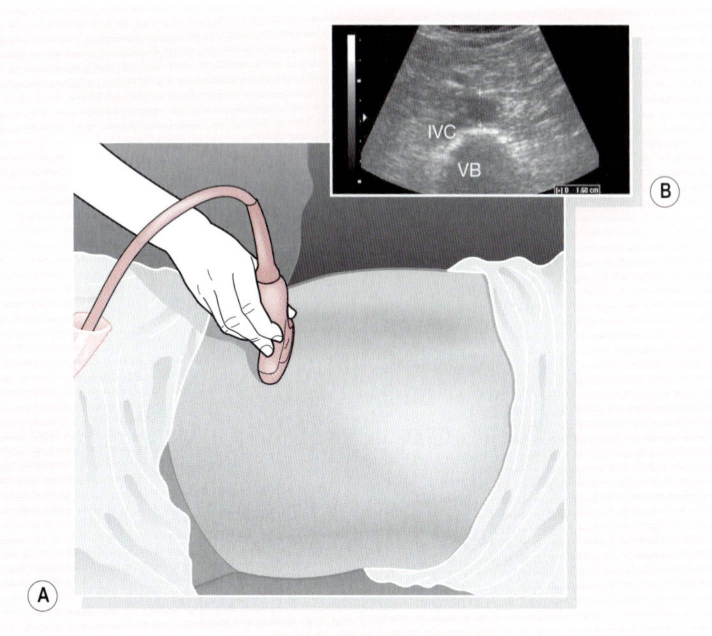

図 2.7　横断方向のスキャン

(A)体に対するプローベの正しい置き方．(B)US 画像の中心部に写る大動脈下部の横断面．IVC：下大静脈(inferior vena cava), VB：椎体(vertebral body)．

まねくということに気をつけてほしい．重要なことは，何を観察しているかを使用者が明確に理解していることである．

キーボード

次は救急外来での日常的なスキャンにおいて使われる重要なつまみである(図 2.8)．機器の型によってはこれらのつまみの表示法には違いがあるかもしれないが，これが最も一般的に使われているものである．

ゲイン

ゲインを上げることは戻ってきた超音波からのシグナルを強め，画像をよ

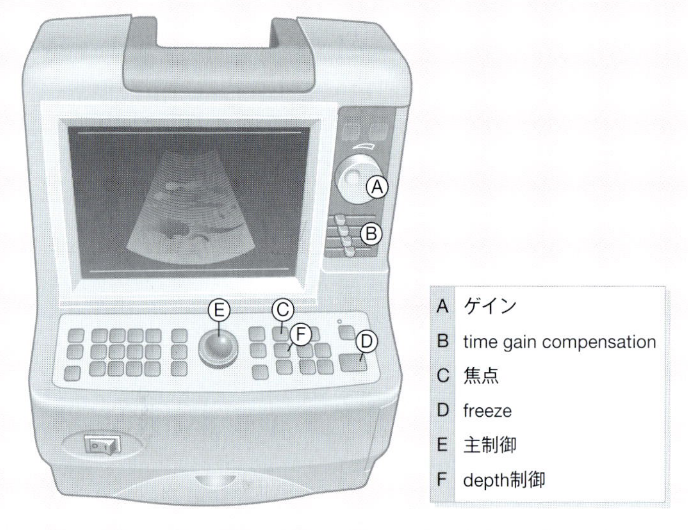

図 2.8　キーボードとその表示

り白くして暗さを軽減する．適切なゲイン設定においては，画像は明るすぎも暗すぎもしないはずであり，単純液体は黒く(anechoic)みえ，分布は画像の上から下まで均一にみえるはずである．

time gain compensation(減衰補正)

これは画像の異なる深度におけるゲインを調整する，キーボード上の1組のスライドバーのことである．例えば，深部層ではゲインを上げる必要があるかもしれない．

depth(深度)

これはみることができる組織のdepthを上げるもしくは下げる．例えば，浅部の構造を最高に描出するためにdepthを減少させ深部の構造をみるためにはdepthを増やす．

焦点／体位

画像横の矢印(図2.3)は焦点領域を指し示している．これは注目するレベルにおいて画像をよりはっきりさせるために動かすことができる．最近の機器の多くは，焦点を手動で合わせる必要性を除去するオートフォーカスを備えている．

freeze（静止）

このボタンは画像の印刷前や保存前，もしくは測定をする際に画像をfreezeさせるために押される．

アーチファクト

アーチファクトとは患者のその部位の解剖には対応しない画像や画像の一部分のことである．アーチファクトは画像の解釈に役立つこともあれば，情報を不鮮明にすることもある．アーチファクトの例としては，次のようなものがある．

音響増強（acoustic enhancement）と音響窓（acoustic window）（図 2.9）

音響増強（acoustic enhancement）は音エネルギーが液体で充満した構造

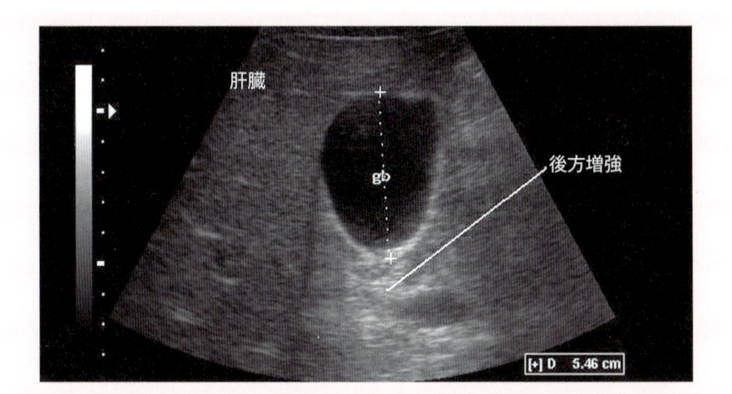

図 2.9　胆嚢（Gall Bladder：gb）と後方の音響増強
（『音響増強（acoustic enhancement）と音響窓（acoustic window）』の項を参照）

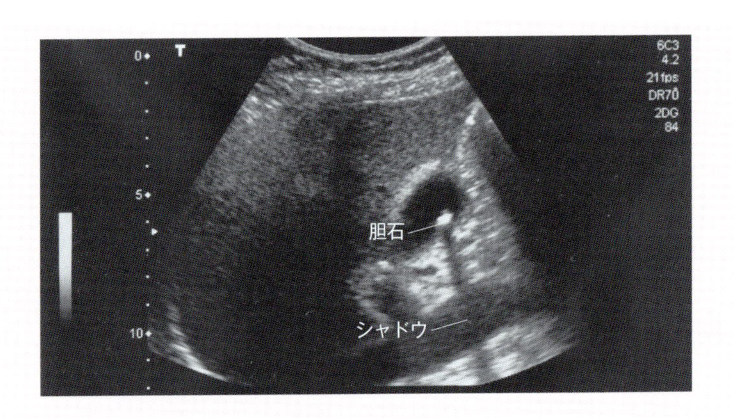

図 2.10　胆石と後方のアコースティックシャドウ
(『アコースティックシャドウ(acoustic shadowing)』の項を参照)

(膀胱，嚢胞，血管)を通過する際に起こる．より大きな音エネルギーが組織を通過してプローベへ(減衰せずに)戻ってくるため，液体の後方にある組織は明るくみえる．そのため，液体は深部構造に対する“音響窓(acoustic window)”としてみえる．例えば，骨盤内スキャンの際は充満した膀胱は深部組織をみる助けとなる音響窓になる．

アコースティックシャドウ(acoustic shadowing)

これは音響増強の逆のもので，音エネルギーが高反射性物質(骨皮質や結石)に当たった際に起き，これによってほとんどの超音波エネルギーは深部構造に届かないままになる．背部の組織は暗くみえる．これは胆嚢のスキャン時に，胆石をその後方にシャドウ(図 2.10)があることによって“胆石である”と識別するうえで役に立つ．しかしながら，シャドウができることは時として問題となりうる．例えば，上腹部や胸部の肋骨によってできるシャドウは深部構造を不鮮明にし(図 2.11)，高齢者においては石灰化した動脈によって下肢の静脈が不鮮明になる．

edge shadow(辺縁陰影)

これは胆嚢や血管などの円形の構造物の曲がった壁面にできるシャドウであり，凸状の表面からの強い反射により生じる．

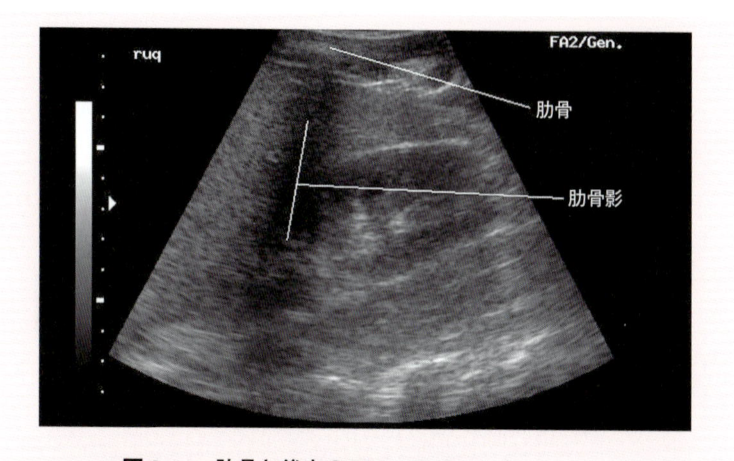

図 2.11　肋骨と後方のアコースティックシャドウ

肋骨は音エネルギーから深部構造を遮蔽している．アコースティックシャドウが深部構造を曖昧にする性質は問題となりうる．（『アコースティックシャドウ(acoustic shadowing)』の項を参照）

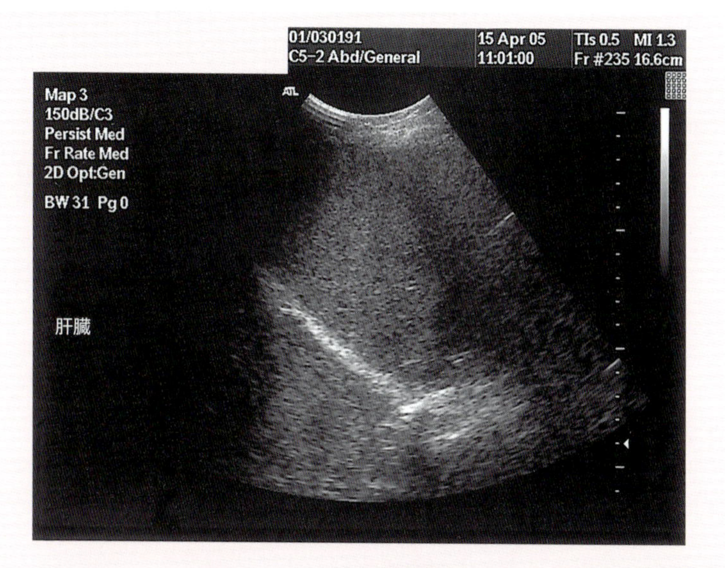

図 2.12　肝臓の mirror image は横隔膜の頭側にみられる

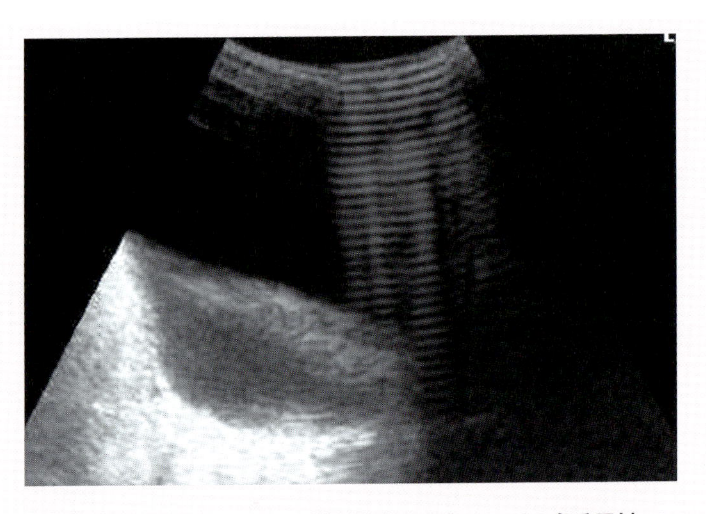

図 2.13　画面右に膀胱の横断方向のスキャンでの多重反射

mirror image（鏡像）（図 2.12）

これは構造物と大きな曲がった界面の間に起こる反射によって生じる．超音波が戻ってくる時間が遅れ，その結果，画面上の画像は実際の位置よりも深部にみえる．例えば骨盤内の膀胱の mirror image のように，構造物の“mirror image”は境界面の反対側にあるようにみえる．

多重反射（図 2.13）

これは一定間隔で並行する線であり，構造物とプローベの間や構造物同士の間で複数の音波が反射した際に生じる．音波が“跳ね返って”プローベに複数回戻ってくることで，各反射の画像を生じる．これはゼリーを使う量が少なすぎると生じる．

便利なヒント

- 機器によって多くの違いがあるので，新しい US 機器で仕事を始める際は，キーボードのレイアウトや機能についてよく理解しておくように．

- 混乱を避けるために，各スキャンの前にプローベを正しい方向に向けておく．
  - 長軸方向のスキャン：患者の**頭側**が画面の左になるようにする．
  - 横断方向のスキャン：患者の**右側**が画面の左側にくるようにする．
- 疑わしいときはゼリーを増やすように．
- 画像の描出や読影が難しいときは，以下の3つのPを考える．
  - Probe（プローベ）：方向，ゲイン，ゼリー
  - Patient（患者）：本当の病理，肋骨などの音響陰影，腸内のガス（超音波は空気中をほとんど通過しないため），肥満
  - Physics（物理）：mirror アーチファクト，多重反射

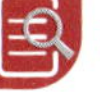

まとめ

- Bモード US は救急外来で最もよく使用されているものである．
- 高周波数の直線プローベはより表層の構造のスキャンに使われ，低振動数の曲線もしくはフェーズドアレイトランスデューサーはより深部の組織に使われる．
- エコーゼリーはプローベと患者の間に塗る．
- 異なる組織は異なる外観となる．例えば，骨皮質は白くみえ，水は黒くみえる．
- 画像において患者の皮膚は画面の上部に，深部構造は画面の下に向かって表示される．
- 長軸方向のスキャン：患者の**頭側**が画面の左側となる．
- 横断方向のスキャン：患者の**右側**が画面の左側となる．
- 画像のアーチファクトは混乱をまねいたり解剖を曖昧にさせたりするが，逆に有用に使える場合もある．

3 腹部大動脈

Justin Bowra

問題：腹部大動脈瘤（AAA）はあるか

腹部大動脈は横隔膜（体表では剣状突起から）を出て，総腸骨動脈（だいたい第4腰椎，体表では臍あたり）に分岐するまで後腹膜を通過する（図3.1）．

大動脈は下行するにつれて細くなる．成人では正常の前後径は2cm以下である．単純化しすぎかもしれないが，3cm以上（通常径の1.5倍以上）が**腹部大動脈瘤**（Abdominal Aortic Aneurysm：AAA）として知られている．AAAは紡錘形か嚢状であることが多い．ほとんどは腎動脈以下に発生する．

前後径による簡単なアプローチ方法（図3.2）

- ≦2cm：正常
- 2〜3cm：やや拡張しているものの動脈瘤ではない
- ≧3cm：大動脈瘤

より大動脈瘤が大きくなり，瘤の増大スピードが速くなれば（LaPlaceの法則），破裂のリスクも大きくなる．破裂のリスクは直径5cm未満であれば小さい．

待機的手術の場合，周術期死亡率はおよそ5%程度である．しかし，AAAの破裂であれば死亡率は50%に及ぶ（手術治療では）．

なぜエコーを使うのか

身体所見は診断をつけるうえで有用ではない．ほかにはCTなど画像診断があるが，時間がかかり，状態が不安定な患者を救急外来から出さなければならない．ベッドサイドでのエコー（Ultrasound：US）検査は迅速に行え，安全で感度も高い．救急外来で蘇生と並行しながら施行できる．ドップラーでは追加で得られる情報はほとんどなく，検査は不要である．

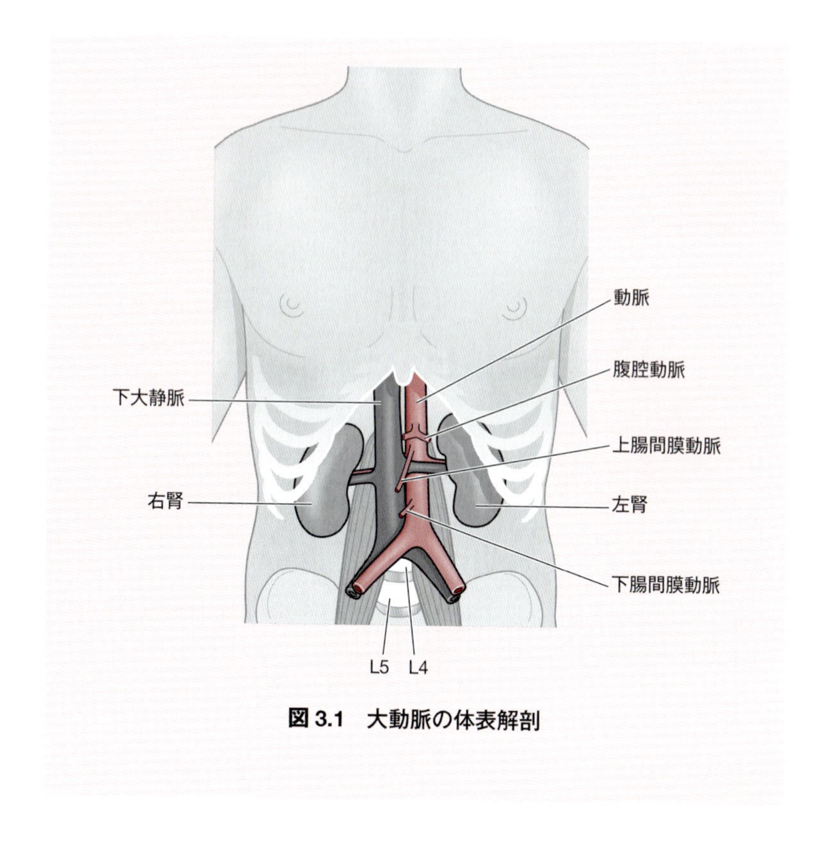

図 3.1 大動脈の体表解剖

臨床像

多彩な臨床像を示す.

- **患者**：通常は男性(女性の 10 倍多い)で 50 歳以上.
- **痛み**：激烈な腹痛を訴え，背部にまで放散する.
- **ショック徴候**：ないこともしばしば(切迫破裂の場合).
- **腹部腫瘤**：臍上まで到達する．ないからといって AAA を除外することはできない.
- **遠位の拍動**：通常触知する.
- **ほかのまれな徴候**：腸管の圧排所見，消化管動脈瘻からの急性の胃出血.
- **鑑別診断**：腸管穿孔，消化管潰瘍，急性冠症候群など.

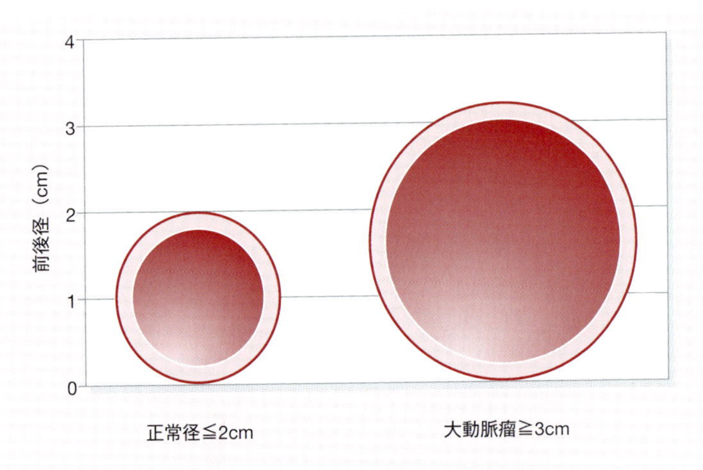

図 3.2　正常および大動脈瘤での径比較

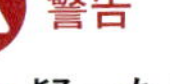

警告

- 疑ったときはそうでないとわかるまで AAA があるものとして考える.

検査の前に

- 患者を蘇生行為が行える場所に移す.
- ABC（気道・呼吸・循環）を確認（過剰輸液は有害，収縮期血圧は 90～100 前後が適切）.
- 介助をよぶ．US を行う医師は蘇生を行うべきではない.

警告

- 救急外来での検査（US 含む）と内科治療のせいで，AAA が疑われるショック状態の患者が手術室に移動するのが遅れてはならない.

方法と画像

患者の体位

- 患者の状態にもよる.
- 仰臥位が最も行いやすい.

プローベとスキャン設定

- 曲面プローベ：2.5～3.5MHz が理想的
- B モードで観察
- 焦点深度は 10cm
- depth setting は 15～20cm

プローベの位置とランドマーク

1. 剣状突起の下から開始する．プローベのマーカーが患者の右側になるように横にしてあてる(図 3.3)．
2. ランドマークを同定する．大動脈後方にある椎体を確認(アコースティックシャドウで確認できる)．前方には肝臓が，右には腸管がみえる(図 3.4)．

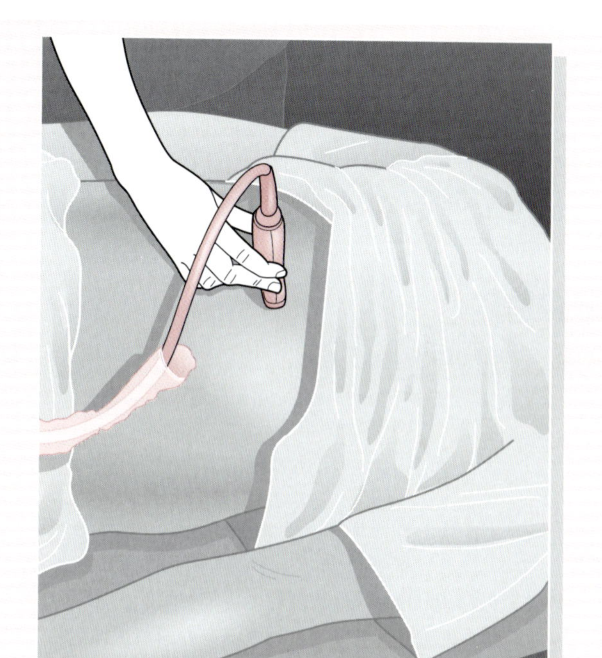

図 3.3 最初のプローベの位置

剣状突起下，横向き．直接前方にあててプローベマーカーが患者の右側になるようにする．

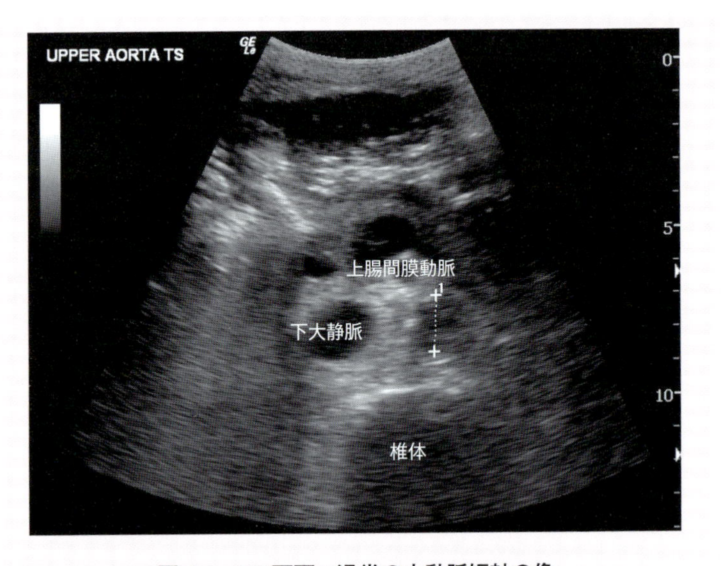

図 3.4　US 画面：通常の大動脈短軸の像

下大静脈，上腸間膜動脈，椎体が確認できる．大動脈径を測定．

表 3.1　大血管の同定

下大静脈	大動脈
解剖学的に右側を走行する（画面上は左側）	左側を走行する
圧迫で虚脱する（巨大な肺塞栓などの遠位側での閉塞がなければ）	圧迫で虚脱しない
壁が薄い	壁は厚い，層構造が確認できる
断面は卵円形になる	断面は円形
	大動脈瘤がなければ下大静脈より小さく映る

3. 2 つの血管，下大静脈（Inferior Vena Cava：IVC）と大動脈（**表 3.1**）を同定する．下大静脈は大動脈の右側を平行に走行している．部分的に重なる部分があるために大動脈と間違える可能性がある．拍動で下大静脈を見分けると間違いやすい．迷ったときはカラードップラーかパルスドップラーを使用する（**図 3.9，図 3.10** を参照）．

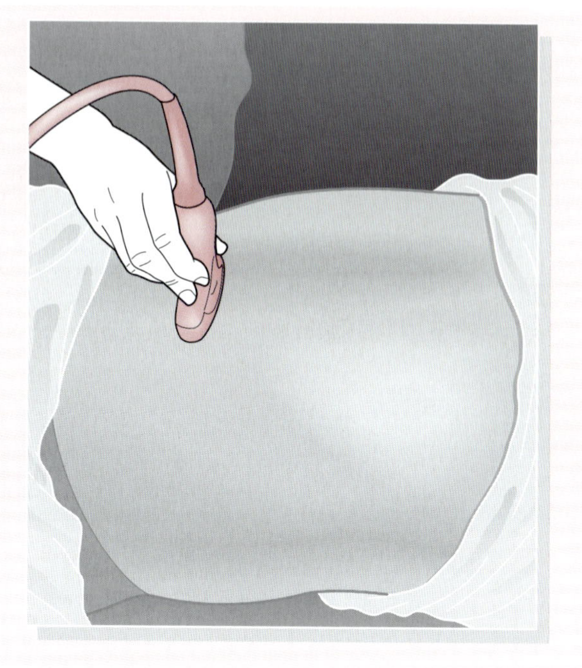

図 3.5 遠位の短軸像を出すときのプローベの位置

4. ほかの血管を同定することも有用である．特に上腸間膜動脈(superior mesenteric artery：SMA)は大動脈と平行に走っており，容易に同定できる．周囲は高輝度の内臓脂肪に囲まれている(図 3.1，図 3.4，図 3.6，図 3.9，図 3.10 を参照)．上腸間膜動脈根部は US では確認しにくい腎動脈の代わりに役立つこともある．例えばもし AAA が上腸間膜動脈の下にあれば，それは腎動脈の下と判断できる．焦点深度，depth，ゲインを変えて適切な画像を出す．
5. 最良の画像を得るために depth setting，焦点深度，ゲインを調整せよ．
6. 壁の外側から外側までの距離を測定する．横断面では前後径でも左右径でも測定可能だが，後者のほうがより正確．画像の保存をする．
7. 横断像を維持したまま，遠位方向に分岐部までずらす(図 3.5)．径を測定して画像保存する．

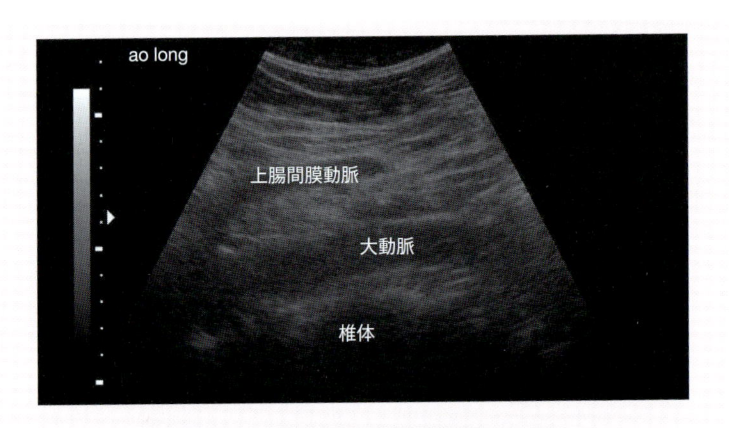

図 3.6　US 画面：通常の大動脈の長軸像
上腸間膜動脈の根部と椎体が確認できる.

8. 長軸像にして，上腸間膜動脈の根部を同定する．前後径を測定して，画像を保存する.
9. 最後に膀胱も観察する(**第 7 章**の『尿路』を参照)．不慣れな人が行うと膀胱の圧迫で強い痛みを感じることがある.

必要不可欠な画像

AAA を除外するため，動脈全部を描出し，最低でも 3 つの部位での画像を保存しておく.

- 上部の短軸像(図 3.4)
- 下部の短軸像
- 長軸像(上腸間膜動脈の根部が描出されているのが理想)(図 3.6)

これらの像でさらに大動脈径を測定する.

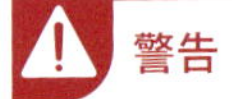
警告

- **すべての大動脈を観察しないかぎり，大動脈瘤を否定したことにならない.**

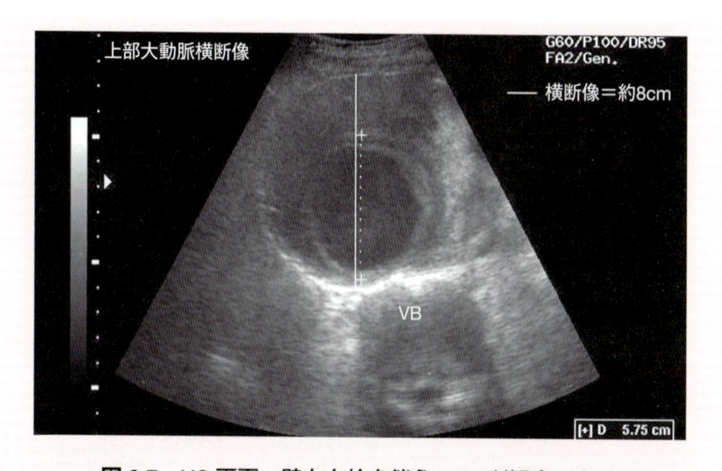

図 3.7　US 画面：壁在血栓を伴う AAA が観察できる
前後径を測定している．この状態で内側から内側を測定すると過小評価してしまう．

便利なヒント

- 慣れた人でも腸管ガスなどでうまく描出できないときがある．ガスが邪魔な場合はプローベを押しつけて腹壁に直接圧をかけてガスの位置を変えるとよい．トランスデューサーの位置を変えてもよい．
- 肥満体型の人では難しい．以下を試してみるとよいかもしれない．
  - depth，焦点深度を変えてみる．
  - プローベの振動数を変える．
  - コントラストを下げてみる．
  - ほかの位置から観察してみる（右季肋部から肝臓を通して観察すると腹部の動脈が観察しやすいことがある）．
- 壁の内側ではなく，外側から外側までを計測する．過大評価になるかもしれないが，壁在血栓の見逃しなどを防ぐためでもある（図 3.7）．
- 大動脈が高輝度の場合があり，測定が困難なことがあるが，そのときは垂直方向で測定する（図 3.8）．角度によって過大評価にならないように測定できる．

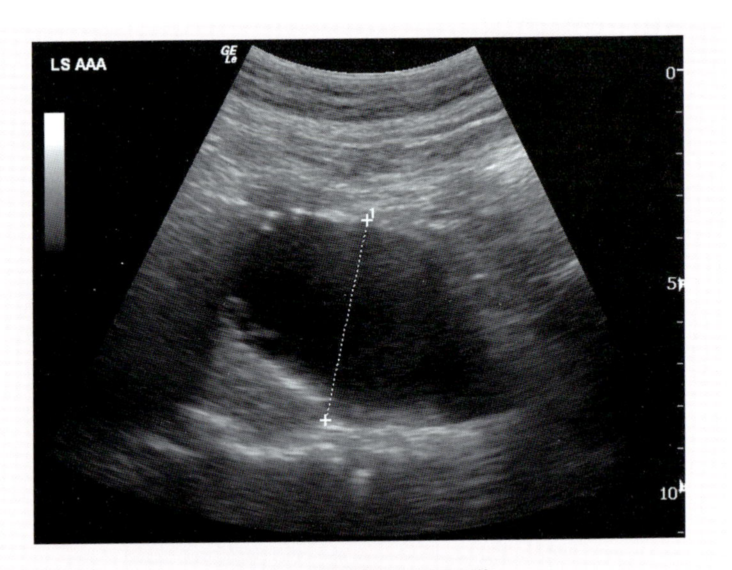

図 3.8　US 画面：AAA の像
長軸に対して垂直方向で測定している.

- カラードップラー(図 3.9), パルスドップラー(図 3.10)は大動脈と下大静脈の同定に役立つ.
- 最初もしくは2回目の像でAAAを同定でき, 患者の状態が不安定であれば, 手術室への移動を最優先に考える. それ以上の検索は不要である.

エコーでわかること

- 大動脈瘤があるかどうか?　検者と患者によるがUSで97%のAAAを検出できる.
- 大動脈解離があるかどうか?　AAAまで解離が及んでいれば, 特徴的なフラップが観察できる(図 3.11, 図 3.12).

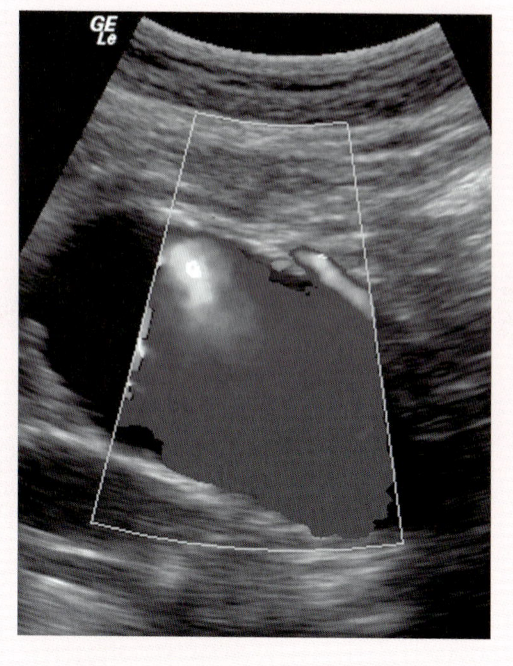

図 3.9　US 画面：カラードップラー
AAA と SMA のフローを確認できる.

エコーではわからないこと

- 大動脈解離を除外できるか？　大動脈解離が腹部大動脈まで及ぶことは少なく，感度は 5%とされる．解離を疑ったときは CT やほかの検査が必要.
- 大動脈瘤からのリークがわかるか？　US では後腹膜の出血は検出しにくい．ショック状態の患者で AAA を同定できれば，破裂しているかリークがあると推定はできる.
- ほかの原因．上腹部痛を訴える患者で，状態が不安定な場合鑑別疾患は多岐にわたる．US だけではそれらの疾患を否定できず，診断も困難.

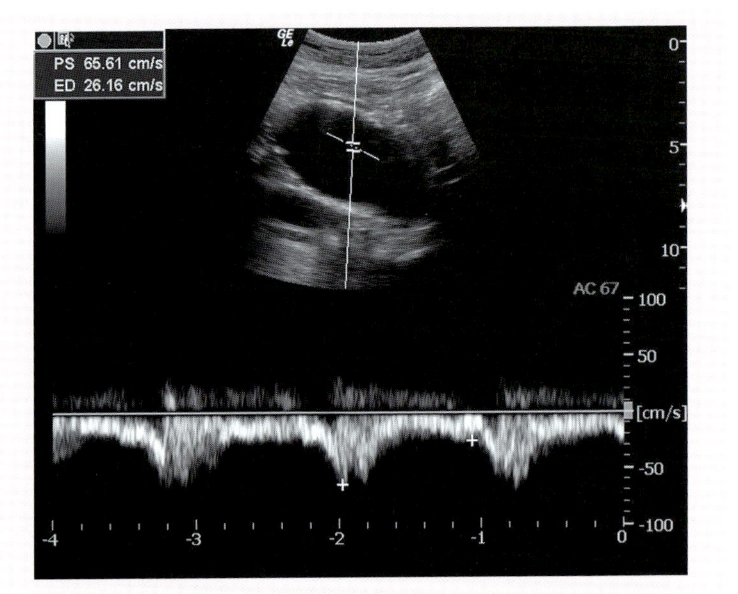

図 3.10　US 画面：パルスドップラーで AAA の血流をみている
SMA と IVC も確認できる.

注意点

- 患者が不安定で，AAA が同定された：外科チームをすぐに招集．患者を速やかに手術室や AAA の治療ができる場所に移す．
- 患者が不安定で，AAA を除外しきれない：難しい状況になるが，蘇生を継続しながら，外科医の診察で手術室に直行するか，CT をとるか決定する．臨床的な AAA らしさによって決定する．
- AAA が除外できた：ほかの疾患を探す．
- 状態が安定している患者で AAA が同定された：血管外科医と相談する．腎動脈周囲との関連を検索するために CT などの追加の画像評価が必要な場合もある．

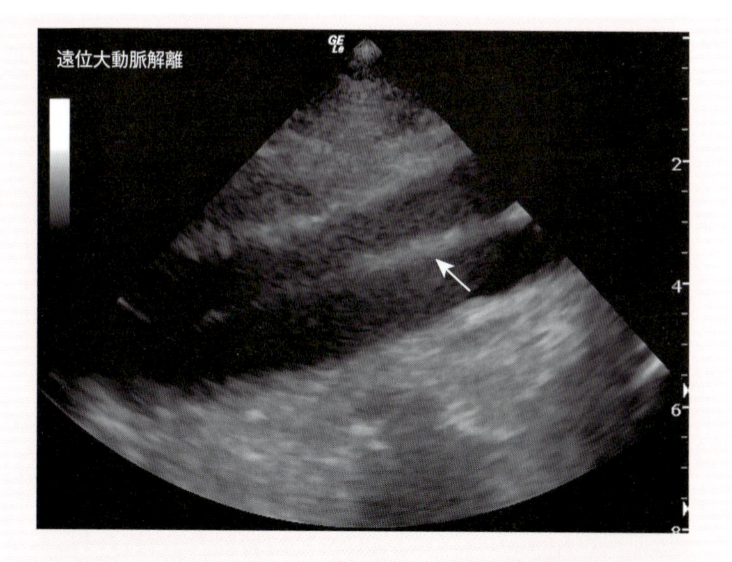

図 3.11　US 画面：大動脈解離のフラップが確認できる

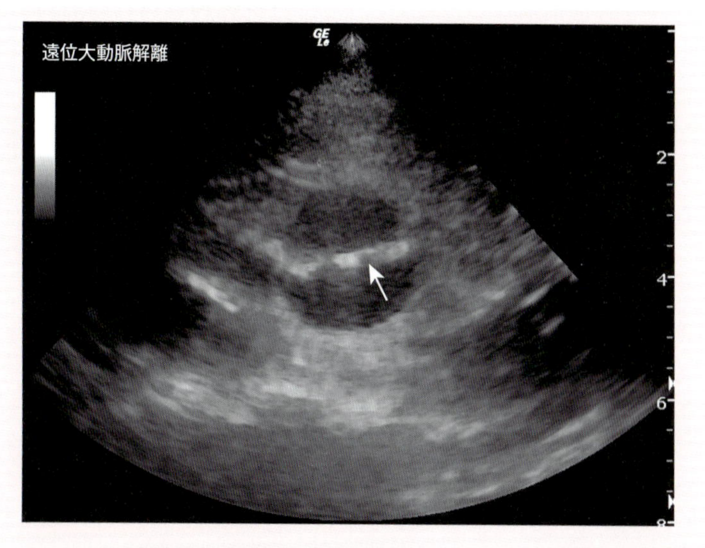

図 3.12　US 画面：短軸像でも大動脈解離のフラップが確認できる
図 13.11 と同じ患者.

まとめ

- ➡ AAA が疑われる患者に対する US は簡便で迅速かつ安全に行うことが可能．蘇生行為を行いながら救急外来で行うことができる．
- ➡ だが救急外来での US やほかの検査で AAA が疑われる患者が手術室に向かうことが遅くなってはならない．
- ➡ 疑ったら AAA があるものと考える．
- ➡ ショック状態の患者で AAA が同定できたら，破裂しているものと考える．
- ➡ すべての大動脈で確認しないかぎり，AAA の除外はできない．
- ➡ AAA の除外のためには最低でも 3 つの箇所で確認する．上部および下部の短軸，長軸である．それぞれでの径を測定する必要がある．

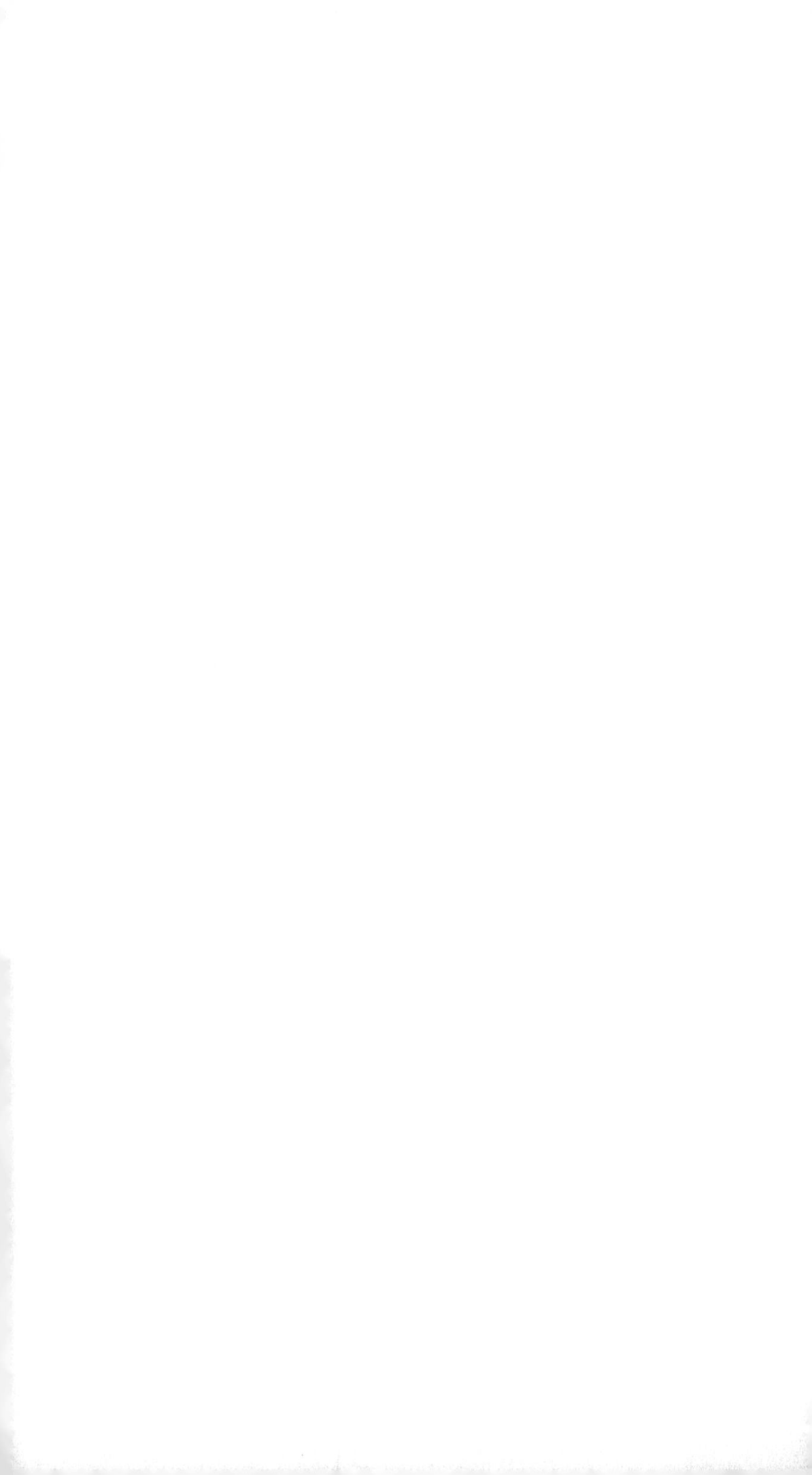

4 FAST (focus assessment with sonography in trauma)とEFAST (extended FAST)

Russell McLaughlin

液体貯留はどこにあるのか

FAST(Focus Assessment with Sonography in Trauma[訳注])は腹部外傷での腹腔内液体貯留を検出する手段である．ATLS®(Advanced Trauma Life Support)ではFASTは循環の一次観察の評価の一部として用いられている．それは，仰臥位での特定の解剖学的部位に血液のような液体が貯留することに基づいている．

訳注：in trauma でなく for trauma ともいう．

胸部では液体貯留は心膜と胸腔の2か所で確認することができる．特に心膜内に血液が急速に貯留した場合，タンポナーデに至るまで，次第に右室の拡張期の充満を障害する．血胸を生じている患者を仰臥位にすると最初に血液は肺底部後面に貯留する．心タンポナーデと同様に大量血胸は緊急のドレナージを必要とする生命を脅かすほどの状態である．肺底部は常にFASTに組み込まれるべきである．肺底部に加え，上前胸部では気胸を検出することが可能である．これらを加えたものはEFAST(Extended FAST)として知られている．詳細は**第5章**参照のこと．

臥位での腹部において最も液体貯留しうる空間はFASTでスキャンすることができる．Morison窩は肝臓と右の腎臓との間に認められる．液体貯留はここに最初に貯留する．左の腎臓と脾臓の間の脾腎境界もまた液体貯留しやすい部位である．左側の液体はここかもしくは脾臓の上方(横隔膜下の液体)に貯留する．骨盤では液体貯留は膀胱の後ろのDouglas窩(男性での直腸膀胱窩にあたる)に貯留する．

なぜエコーを使うのか

- 外傷性心タンポナーデ，緊張性気胸，大量血胸は救急外来で発見し治療介入しなければ急速に致死的となりうる．
- 心タンポナーデの身体所見での検出は，救急外来では信頼性に乏しい．また，鈍的外傷後の重症腹腔内損傷検出の感度は50～60%にすぎない．
- FASTは非侵襲的，迅速でかつ再現性がありベッドサイドで施行可能である．
- 外傷患者において腹腔内の遊離液体を検出する信頼できる非侵襲的な手段として，FASTは診断的腹腔洗浄(Diagnostic Peritoneal Lavage：DPL)に取って代わる．
- FASTは外傷の腹腔内出血に対しては90%の感度，99%の特異度を有している(『注意事項と禁忌』の項参照)．
- EFASTは気胸の検出に関しては仰臥位での胸部X線検査よりも信頼できる．
- USは緊急の心嚢穿刺や肋間からのカテーテル留置をガイドするために使われている．
- 外傷での造影USの使用は本章の範囲外とする．

臨床像

- 患者は，心タンポナーデや胸腔内もしくは腹腔内出血の可能性を伴う外傷を負っている．
- FASTは腹痛，ショックもしくは腟からの出血を伴う妊娠初期の女性にも活用される．このような患者では，腹腔内の遊離液体の存在は異所性妊娠を示唆する．詳細は**第9章**『妊娠早期のエコー』を参照されたい．

注意事項と禁忌

- FASTを施行するにあたっての絶対的禁忌は，気道閉塞などの緊急の問題もしくは緊急の開腹術の明らかな適応があるときである．
- FASTは患者管理に影響を与えるときのみ適応となる．例えば，鈍的腹部外傷で安定している患者では，FAST 陰性であることは実質臓器や管腔臓器の損傷に関する情報を何も与えない．そういった患者では CT のようなほかの画像検査が必要となるかもしれない．

- **小児**．小児の腹部外傷でも CT は検査の選択肢として残されているが，FAST は放射線曝露を防ぐことができる．小児では鈍的腹部外傷に対しての手術的介入の閾値は成人より高い．
- **タイミング**．ごく早期のスキャンは十分な量の腹腔内出血が貯留していない可能性があるため偽陰性となるかもしれない．
- **術者**．FAST の精度は術者に依存し不慣れな場合は特に慎重に液体貯留のルールアウトを行うべきである．

警告
- **緊急の外科コンサルトは腹腔内損傷が予想される不安定な外傷患者では必須である．**

警告
- **FAST は患者のマネジメントに影響を与えるときのみ適応となる．**

警告
- **FAST は穿通性外傷で不安定な場合のような緊急の開腹術の明らかな適応のある患者には適応とならない．**

検査の前に

- 患者を蘇生エリアに移動させ外傷チームを招集せよ．
- ATLS のガイドラインに従って primary survey と蘇生をせよ．
- スキャンを施行している医師は患者の蘇生行為を同時に担うべきではない．

方法と画像

患者の体位

Morison 窩と脾臓を見やすくするために患者を臥位で腕をわずかに外転さ

せるもしくは頭部方向に挙上させるべきである．あるいは患者に胸の前で腕を交差してもらってもよい．この手順は患者の意識状態や上肢の損傷の有無に左右される．

プローベとスキャン設定

患者の体形によってdepthを調整し，低周波数(4〜7MHz)のプローベが使用される．

5つの画像(図4.1)

1. **心嚢**．この状況で最も用いられるのは剣状突起下の観察である．プローべは上腹部に水平に置き頭側に傾ける．そのプローベを剣状突起へ向けて進める．上腹部をへこませるくらい十分な力をかける．このようにしてプローベを剣状突起や肋骨縁より深い部位に位置させる(図4.2)．そして，心臓の拍動が観察できるまで左右にプローベを走査する．得られ

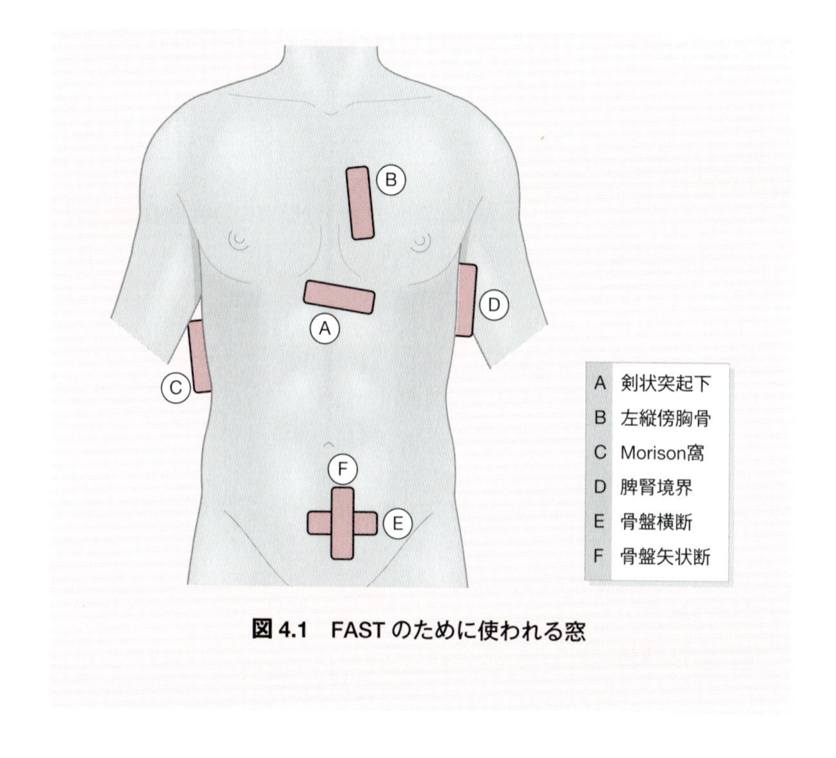

図4.1 FASTのために使われる窓

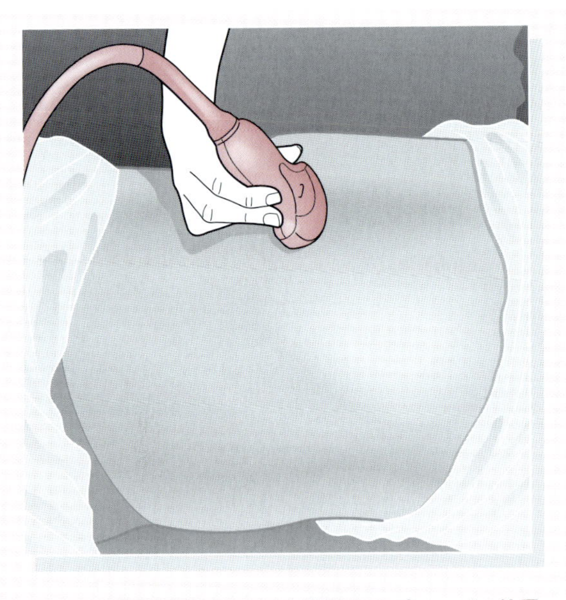

図 4.2　剣状突起下からの心嚢観察のプローベの位置

た画像は音響窓(**第 2 章**『エコーはどのように動いているのか』参照)として肝臓を利用し四腔像を描出するべきである(**図 4.3**)．心嚢液は黒い帯状に描出される(**図 4.4**)．真の心タンポナーデでは右室は拡張期に拡張しにくい．しかしながら，これは循環器内科医ではない場合は評価することは困難である．そこで，スキャンが陽性であれば心タンポナーデの臨床上の可能性を考慮に入れるべきである．特に肥満患者の場合，明瞭な剣状突起下の描出は困難な可能性がある．

ほかの 2 つの心嚢の画像は傍胸骨の長軸と心尖部からのアプローチである(**図 4.5**)．剣状突起下の描出が不良であるときはこれらを試す価値はある(**第 6 章**『的を絞った心エコーによる循環血漿量の評価』参照)．

2. **Morison 窩と右肺底部**．プローベは患者の右側で肋骨縁と中腋窩線の交差する点の肋間に肋骨と垂直に置く(**図 4.6**)．得られた像は肝臓を音響窓として利用し気胸や血胸を検出するために腎臓，肝臓，横隔膜(高輝

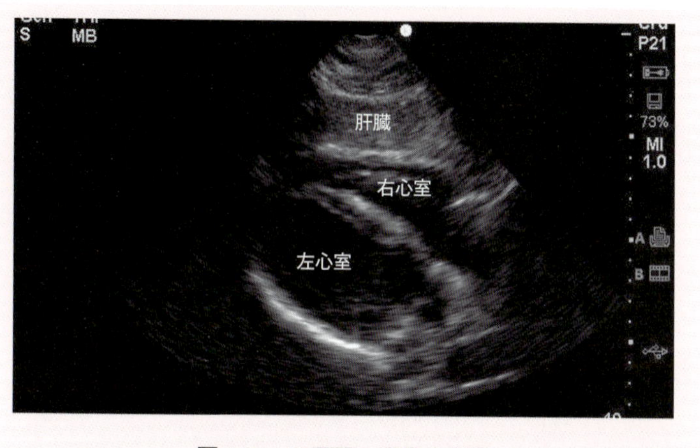

図 4.3　US 画面：通常の心嚢

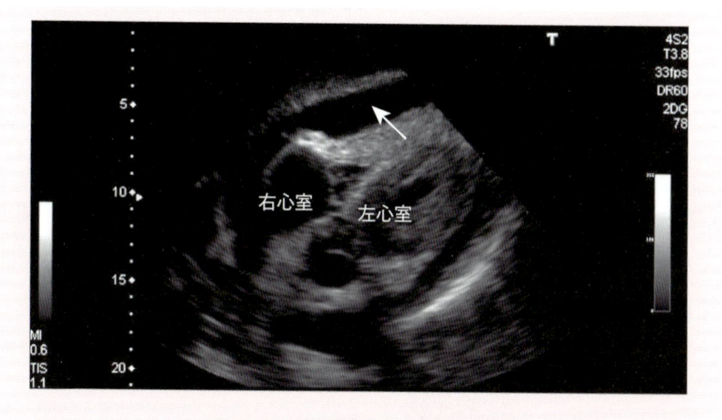

図 4.4　US 画面：心嚢液(矢印)

度)，肺底部を描出するべきである(図 4.7)．プローベを前後方向に走査し Morison 窩の明瞭な像が描出できるまでプローベの角度を変える．もし凝固していないならば，液体貯留は Morison 窩に黒い帯状にみえる(図 4.8)．もし描出したい部位が肋骨影で妨げられてしまった場合は，可能

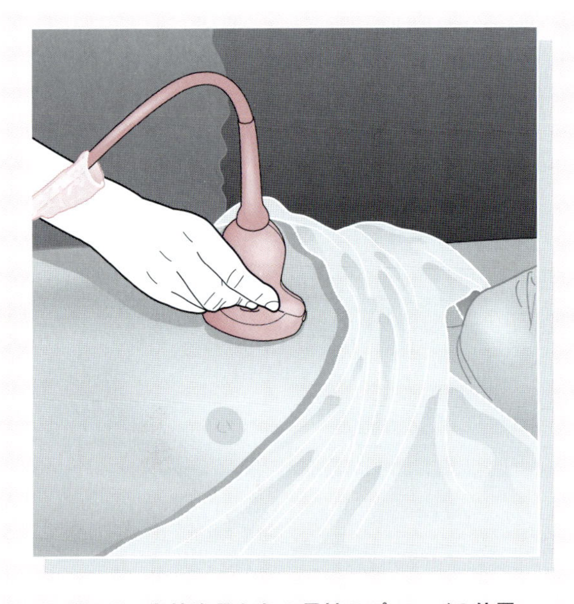

図 4.5　左傍胸骨からの長軸のプローベの位置

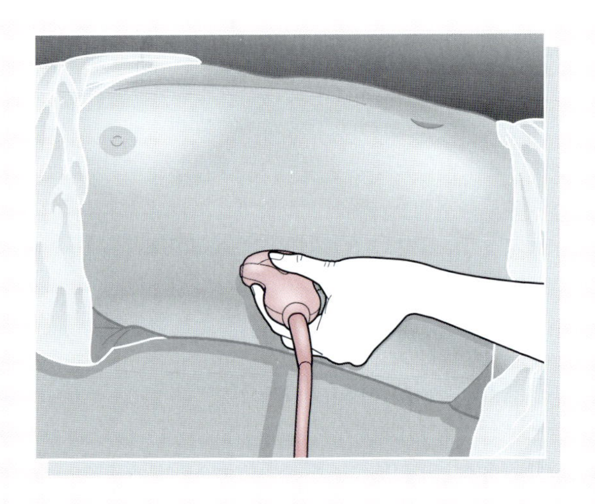

図 4.6　Morison 窩のプローベの位置

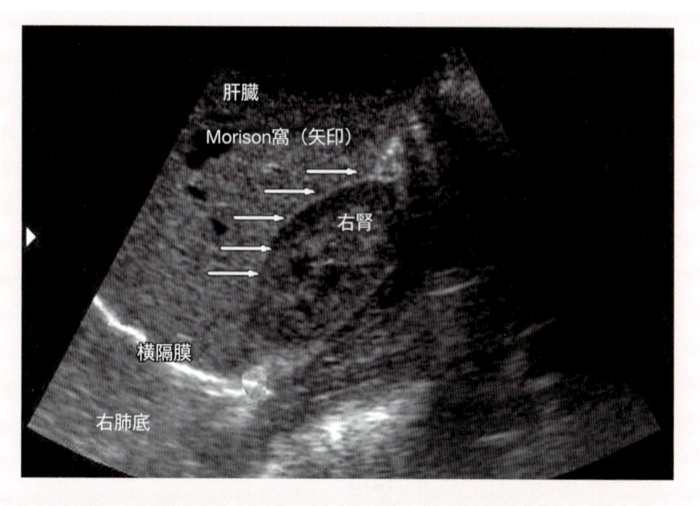

図 4.7 US 画面：通常の Morison 窩

であれば患者に深呼吸してもらおう．そうすると，肝臓と Morison 窩の明瞭な像がしばしば得られる．

3. **脾腎境界と左肺底部**．右側で Morison 窩を探すような位置の少し上(第 9～11 肋骨)かつより背側で，体の左側の後腋窩線上にプローベを置く(図 4.9)．脾臓は思ったより高い位置にあり，肝臓より描出は難しい．患者に深呼吸してもらうことでより描出しやすくなる．腎臓，脾臓，横隔膜および左の肺底部が明瞭に描出できるまでプローベを走査し，より頭側に角度を変える(図 4.10)．液体貯留は脾腎境界または脾臓と横隔膜の間(横隔膜下液体貯留)に黒い帯状にみられる(図 4.11)．
4. **胸腔**．気胸と血胸のそれぞれを除外するために両側の肺領域をくまなくスキャンする(**第 5 章**『肺と胸郭』参照)．
5. **骨盤：矢状断および横断**．両側の骨盤像を得るために尿で満たされた膀胱は音響窓として利用される．それゆえに検査の間は患者が排尿しないことが重要である．理想的には膀胱留置カテーテルを挿入する前に検査したい．あくまで緊急度次第であるが膀胱留置カテーテルをクランプして膀胱を満たしたり，カテーテルから生理食塩水を注入し膀胱を満たしたりする方法もある．

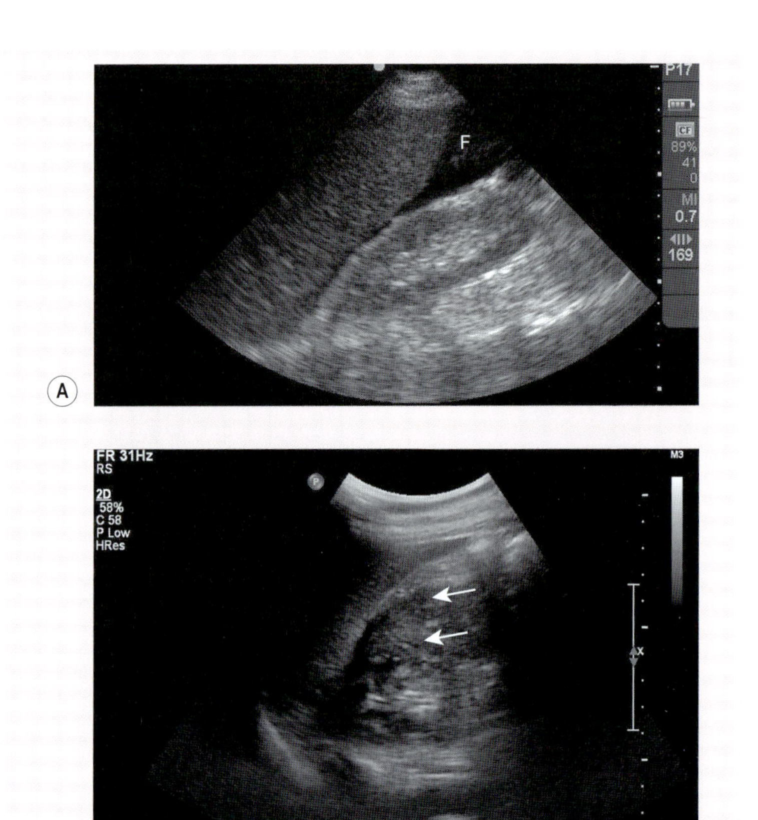

図 4.8　US 画面：Morison 窩の液体貯留
(A)Morison 窩の液体貯留(F).(B)Morison 窩の凝固した血液(矢印).

矢状断を得るためにプローベを恥骨の前上の正中に置き，尾側に 45° 傾ける(図 4.12).得られた像は膀胱と骨盤臓器の冠状面を表す(図 4.13).液体貯留は膀胱の周りや背側にみられる(Douglas 窩)(図 4.14).女性では Douglas 窩は子宮の奥にあるので膀胱と同様に子宮を同定するためには十分な深さの所を検索する必要がある.理想的には十分なスキャンを確保するために骨盤骨を利用する.

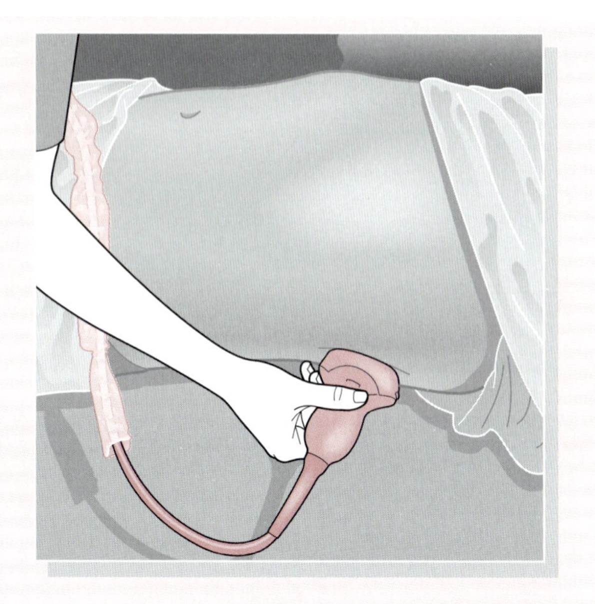

図 4.9 脾腎境界のプローベの位置

横断像は矢状断の位置より腹壁にプローベを接着した状態で90°回転させて得られる(図4.15). プローベを骨盤のほうに倒し, 膀胱の横断面を同定しDouglas窩と骨盤臓器を描出するようにプローベを走査する(図4.16).

そのほかの画像

傍結腸像を勧める人たちもいる. これらはおそらくFASTの感度に含まれておらずルーチンでもない.

必要不可欠な画像

液体貯留を除外するために5つの画像を得なければならない.

1. 心嚢
2. Morison窩

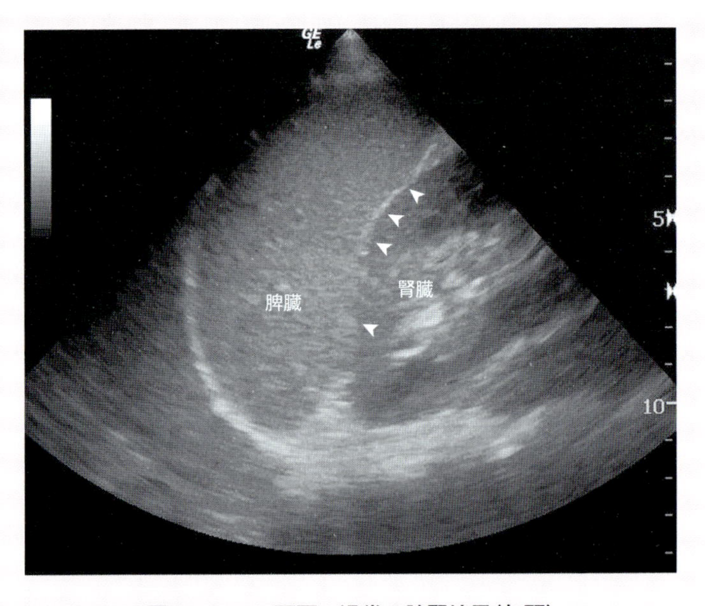

図 4.10　US 画面：通常の脾腎境界（矢頭）

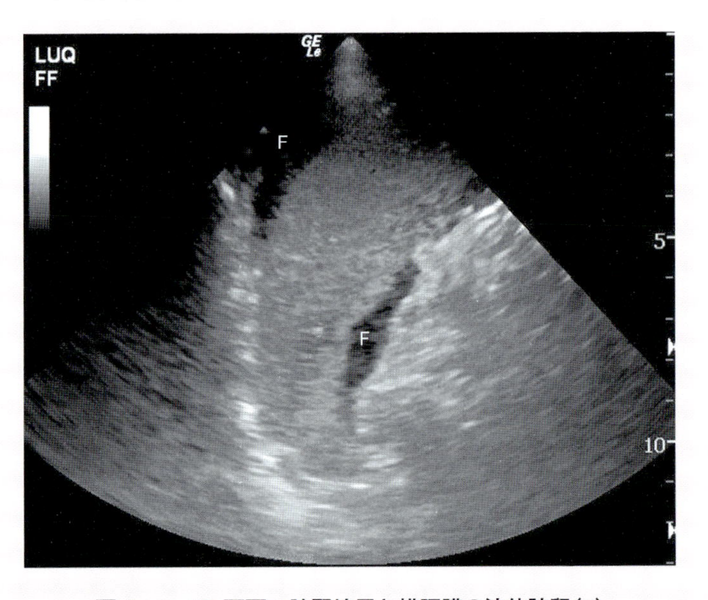

図 4.11　US 画面：脾腎境界と横隔膜の液体貯留（F）

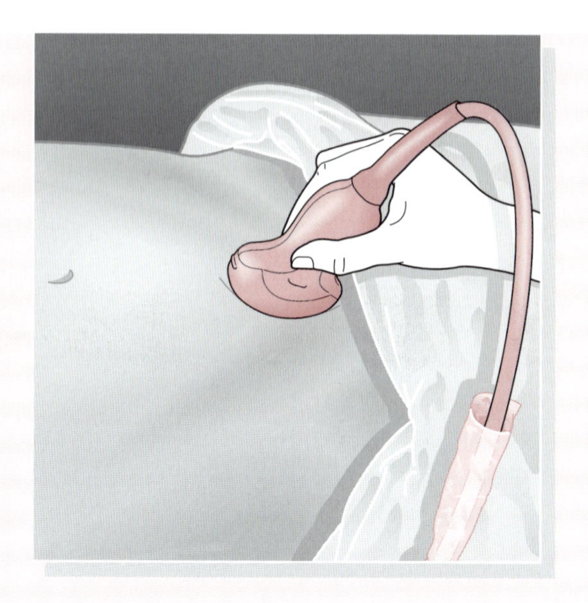

図 4.12　骨盤の矢状断のプローベの位置

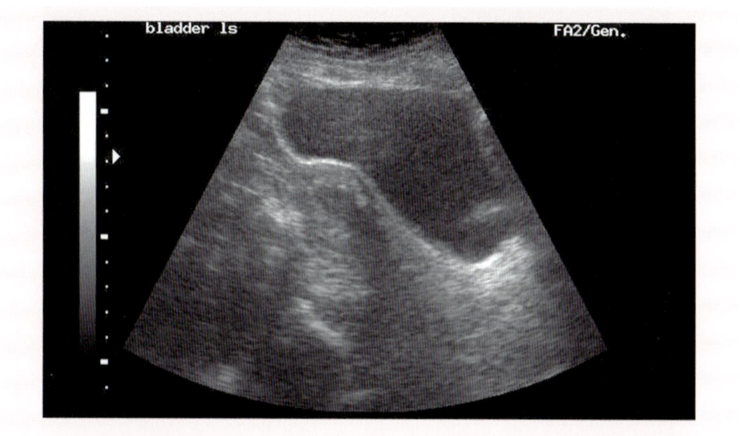

図 4.13　US 画面：通常の骨盤の矢状断

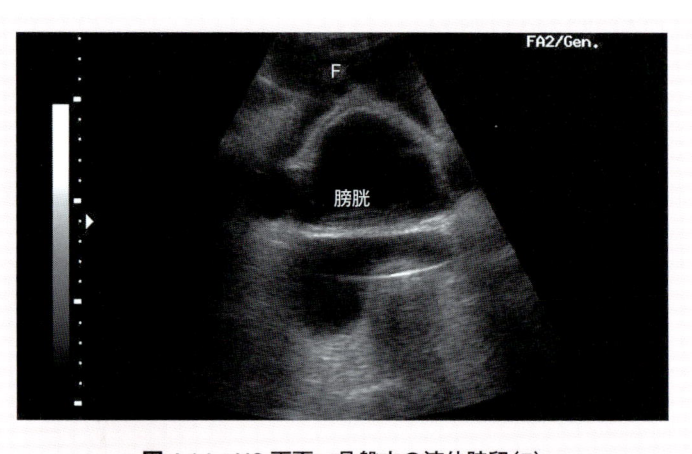

図 4.14　US 画面：骨盤内の液体貯留(F)

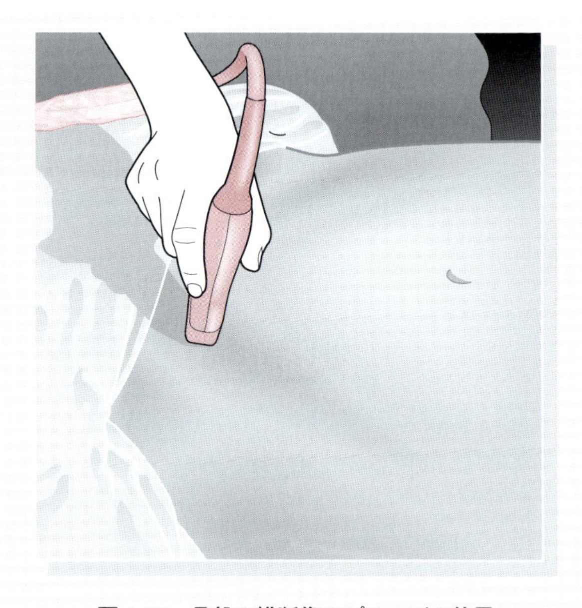

図 4.15　骨盤の横断像のプローベの位置

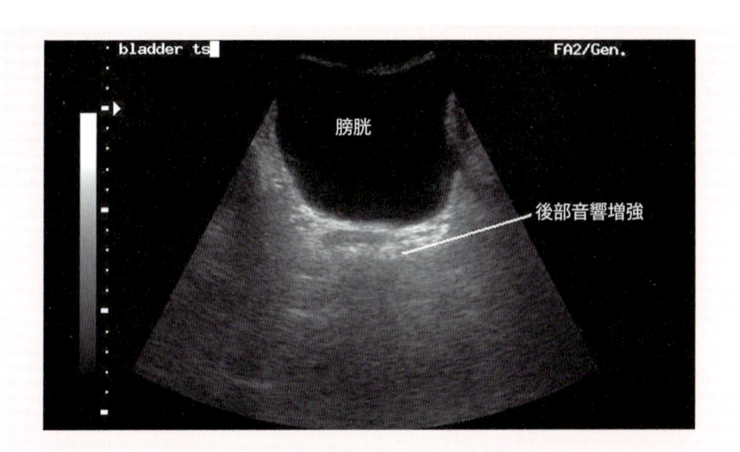

図 4.16 US 画面：通常の骨盤の横断像

3. 脾腎境界
4. 骨盤矢状面
5. 骨盤横断面

上記に加えて，左右の胸腔のシネループや M モードをみる．

便利なヒント

- PLAX(傍胸骨長軸断面)で心嚢の別の像を得ることができる．
- 脾腎境界は思ったより後方で頭側にある．
- 肋骨影の影響を最小限にするために呼吸サイクルに合わせてスキャンする．
- もし可能であれば接地面積の小さいプローベを使えば肋間をスキャンすることが可能である．
- もし，Morison 窩もしくは脾腎境界の明瞭な描出が難しい(図 4.17)なら，高輝度エコーの横隔膜が描出できるまでプローベを頭側に移動させるとよい．隣接した胸腔，肝臓や脾臓を特定するためにランドマークとして用いる．
- 偽陰性に注意する．少量の液体しか貯留していない場合は Morison 窩や脾腎境界の 1 つの像だけみていると偽陰性となりやすい．それゆえに多く

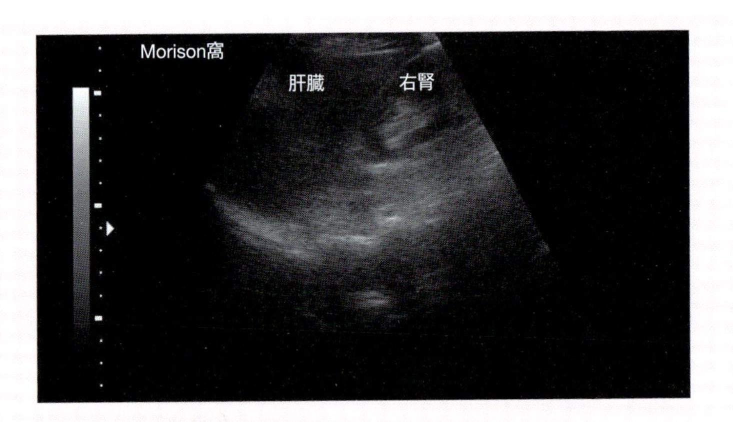

図 4.17　US 画面：Morison 窩の不十分な画像

の像で評価するのがよい．もし，液体貯留の存在を疑うなら連続操作やほかの検査を考慮に入れる．

- 血液がいつも黒(低輝度)とはかぎらないということを気に留めよ．もし凝固しているならば，肝臓や腎臓と同輝度になる可能性もある．
- 同様にいろいろな像で液体貯留の陽性所見をみつけ，蠕動，拍動や呼吸性変動も観察せよ．下大静脈や胆嚢，腸内の液体のような液体成分で満たされた構造物が液体貯留として誤認されるのを防ぐのに役立つ．
- ほかの偽陽性の原因としては以下が挙げられる．
  - 脂肪(例えば心臓周囲の脂肪を心嚢液と認識)
  - 腹水
  - mirror アーチファクト(以下参照)
- 膀胱の液体貯留は骨盤を描出する際に役立つ．
- もし，骨盤の液体貯留が mirror アーチファクト(**第 2 章**参照)と区別できないならば，多くの像で評価する．そうすれば液体貯留であるといえるだろう．ほかには膀胱をある程度空っぽにする方法もある．液体貯留の量が不変であるなら膀胱を空にすることで mirror アーチファクトは“縮む”．
- 特に安定していた患者が不安定になったときはスキャンを繰り返す．
- もし，不安定な患者で，最初か 2 回目の像で液体貯留を確認できたなら，さらなる像の描出は不要で時間の無駄である．

FAST でわかること

FAST は次に挙げるものの存在を示す．

- 腹腔内の液体貯留
- 心嚢液貯留
- 胸腔内の液体貯留

FAST ではわからないこと

FAST では次に挙げるものはわからない．

- 液体貯留の発生源
- 液体貯留の性質(例えば，血液成分なのか単なる腹水なのか)
- 実質臓器や管腔臓器の損傷の有無
- 後腹膜損傷の有無

警告

- **緊急の外科コンサルトは腹腔内損傷が示唆される不安定な外傷患者で考慮される．**

警告

- **FAST は例えば穿通性外傷の不安定な患者など緊急の開腹術が明らかに必要な患者では適応とならない．**

注意点

- 不安定な患者で心嚢液がある場合：心タンポナーデが疑われるため緊急の心嚢穿刺術の準備を行う．
- 不安定な患者で胸腔内の液体貯留がある場合：大量血胸が疑われるため緊急の胸腔ドレナージ術を施行する．
- 不安定な患者で腹腔内の液体貯留がある場合：緊急開腹術のため手術室への移動を行う．
- 不安定な患者で不十分もしくは陰性スキャンの場合：蘇生を継続し不安定

性のほかの原因がないか臨床的な再評価を行い，CT や DPL などのほかの検査法や試験的開腹術を考慮に入れる．救急外来にいる間は頻回に液体貯留の有無に関するスキャンを繰り返し行う．

- 安定した患者で陰性スキャン：液体貯留は除外されるが腹腔外の損傷と同様に実質臓器や管腔臓器の損傷も評価する．
- 安定した患者で陽性スキャン：腹部 CT へ．

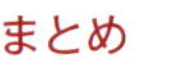

- ➡ FAST は腹部および胸部外傷の評価を行うときに有効である．
- ➡ FAST は患者のマネジメントに影響を与えるときのみ適応となる．
- ➡ FAST は妥当な臨床的決断には取って代われない．
- ➡ FAST は ATLS の論理と同時に使われる．

5 肺と胸郭

Justin Bowra, Paul Atkinson

肺エコーの有用性

胸部におけるエコー(Ultrasound：US)の使用は，空気が超音波を反射し散乱させてしまうため，一般的ではないかに思われる．しかし，胸部病変の診断に有用であり，胸部における侵襲的な処置も安全に施行できる，肺エコーは近年救急現場で施行されるようになった．肺エコーの系統的な使用はLichtenstein の *General ultrasound in critically ill*(Springer，2002)のなかで最初に示されて以降，世界中の救急医たちが，胸水や気胸，肺うっ血，肺炎などの診断や胸腔穿刺や胸腔ドレーン留置を行ううえでのガイドとして活用している．

胸郭を観察するとき，超音波は腹部や肋間によって形成される音響窓を通して目的の臓器に到達する．超音波は空気と接触するまで組織を通過する．空気以降に超音波が進まない理由としては，空気は超音波を反射し散乱させるためである．

正常な肺は次のような特徴がある．正常な量の空気や液体，組織における変化は通常どおりの方法で診断できる．例えば，胸水があるとき，超音波は胸腔を通過し，液体や深部臓器が描出される．気胸の場合は，超音波は胸腔内の空気により進むことができない．

なぜエコーを使うのか

- 気胸や重篤な血胸といったよく知られた病態は，救急現場やプレホスピタルにおいて早急に診断し対応しなければ致死的になりうる．気胸の診断や肺水腫や肺炎との鑑別において身体診察はほとんどあてにならない．胸部単純X線写真は，救急現場においてこのような疾患を診断するための最初の検査とされている一方で，その信頼性は特に仰臥位の患者においては過大評価されている．

- 肺エコーは習得しやすく，非侵襲的で，素早く，ベッドサイドで何度でも施行できるという利点がある．また，胸水の検出においてはポータブルX線検査よりもより鋭敏で信頼性は高い．100mLと少量の胸水でも感度97%以上，特異度99～100%で検出できる．習熟すれば，感度98%，特異度99%で気胸を描出でき，感度85.7%，特異度98%で肺水腫を診断できる．しかし，初心者による検査は正確性に欠け，施行者によって信頼性に差が出てしまうことに留意すべきである．
- 肺エコーは肺塞栓の診断の手助けとして用いられてきたが，その感度はおおよそ74%と低く，それゆえ広く適用されてはいない．
- 胸腔穿刺やドレーン留置などの侵襲的な方法は合併症や死亡率を増加させる．肺エコーを用いることでこれらの侵襲的な処置をより安全に施行でき，その方法は今や一般的となっている．

臨床像

- 呼吸困難の患者において気胸や胸水貯留，肺水腫を診断することはできるか．
- ショック患者において，緊張性気胸はあるか，過剰補液を指摘できるか．
- 多発外傷患者において血気胸はあるか（**第4章**『FAST と EFAST』も参照）．
- 呼吸困難の患者やショック患者がなぜ初期治療に反応しないのか．

注意事項と禁忌

- 肺エコーの唯一の絶対的禁忌は上気道閉塞などの差し迫った事態や十分な訓練を積んでいない場合である．
- 肺エコーの正確性は施行者の技術によるところが多く，初心者では疾患を除外する際は特に注意を払うべきである．

警告

- **肺エコーは施行者の技術に依存するところが多く，気胸などの疾患の除外よりも診断において有用である．**

方法と画像

患者の体位

臨床像のなかでも述べた．理想的には胸部の前から後ろまで可能なかぎりくまなく走査すべきであるが，外傷や蘇生といった状況においてはしばしば困難である．

プローベとスキャン設定

理論的には，分解能に優れたリニアプローベ(5～10MHzトランスデューサー)を使うべきである．しかし，時にはセクタープローベが液体貯留や浸潤影，線維化の診断においてはより描出に優れている．**その設置面積の小ささゆえ，肋間を音響窓として使用することができる．**

コンベックスプローベ(腹部)も最初に使うプローベに適しており，**心エコーや外傷エコーを行うにあたり，コンベックスやセクターに切り替える．**

画像

ポイントは，できるかぎり肺全体を見渡して重要な病変を見逃すことのないようにすることである．この原則のもと，前方から後方にかけて水平に走査し，鎖骨中線に沿って前胸部を観察する．前胸部では小さい気胸を検出，下部や後方では胸水貯留を検出できる(図 5.1)．

初心者は，外傷で行うFAST(Focused Assessment with Sonography in Trauma)に準じて，右上肺野からあて始めるべきである(図 4.6)．患者の体に冠状断を出すべく，長軸にあて，かつプローベマーカーが患者の頭側に向くようにする．はじめに，肝臓と**横隔膜**を同定する．横隔膜はエコー輝度が高いカーブとして観察される．横隔膜の明るさは，その背側にある肺野との境界を反映している．超音波は空気層に接触した瞬間に反射し散乱することを覚えておくべきである(超音波は空気にあたると100％反射し，空気の後ろには決して達しないことを覚えておくべきである)．次に胸郭にプローベをスライドさせる．患者の体格に応じて画面の深さを5～10cm程度にし，病巣の深さを2～3cm程度にする．プローベを右向きに固定し，肋骨の陰影をランドマークにする(次にBラインがよりみえやすいように，肋骨に平行にプローベをあてる)．

肋骨はその陰影により同定する．その間にある高輝度の部分が胸膜である(図 5.2)．

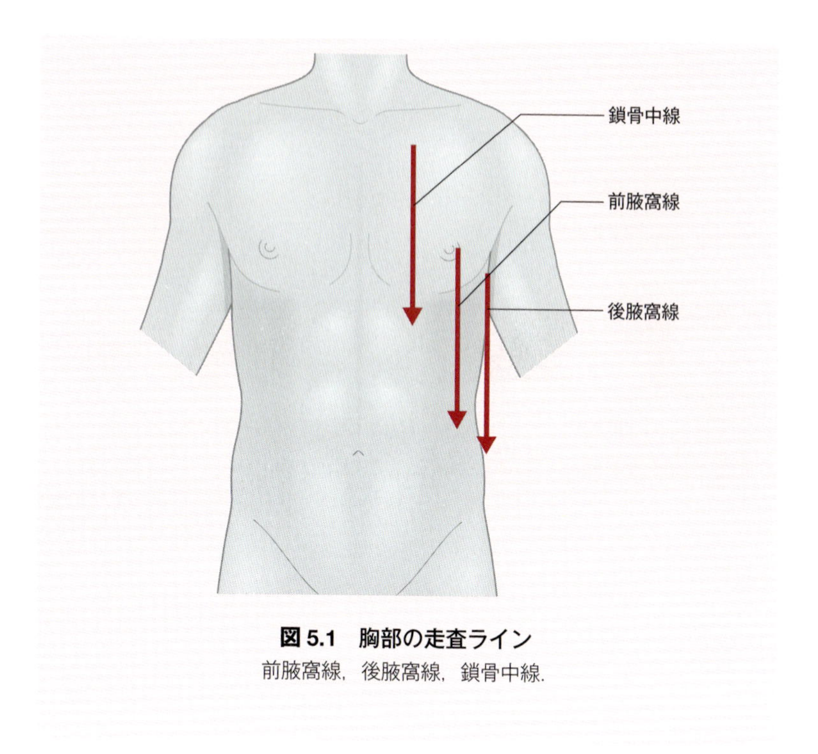

図 5.1 胸部の走査ライン
前腋窩線，後腋窩線，鎖骨中線.

観察できるもの

正常肺

- 胸腔内に超音波が入っていく過程で，皮膚，皮下組織，肋間筋を通って胸膜に達する．胸膜までは空気がないため超音波で実像が描出されるが，胸膜より深い部分については，肺実質と空気が入り交じった一種のアーチファクトがみられる.
- 正常胸膜．正常な胸膜ラインは“輝くカーテン”に似るとされ，患者の呼吸によって行ったり来たりする(きらめく部分は肺内の空気の散乱を反映していると考えられる)．これは俗にいう“sliding sign”として知られているもので，気胸ではほとんどの場合消失する.
- Aライン．胸膜の反射によって形成されるアーチファクトである．プローべと胸膜の反射像であるため，やせている患者などでは正常肺でも普通にみられる.

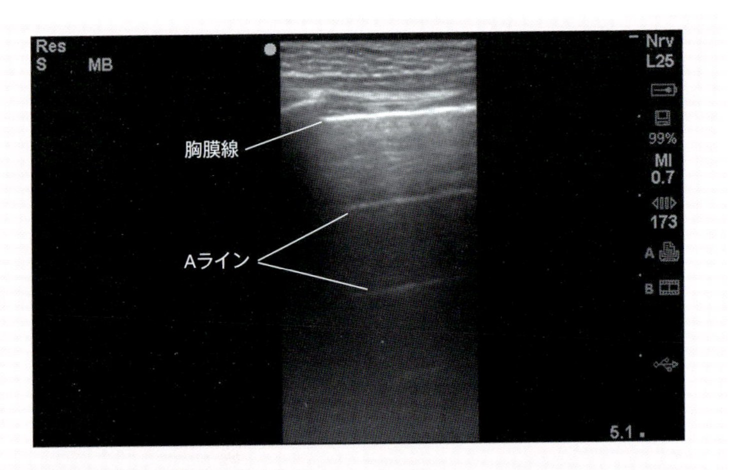

図 5.2 US 画面：正常胸郭の A ライン
正常の胸郭では 5cm の深さごとに A ラインが描出される.

- **B ライン**. 小葉間隔壁の水と空気の境界で高輝度の反射を反映したもの. Kerley B sign と同様のものと考えてよい. 垂直な線として観察でき，呼吸によって動く. これは "comet tail's" とよばれ，明るく，画面の端まで伸びる太い垂直な線となり，A ラインがまったくみえなくなる(図 5.3). 位置にもよるが正常肺の 1/3 で B ラインが観察されるが，広くみられる場合はロケット様陰影(後出)とよばれ，病的な所見である.
- **Z ライン**も同様に垂直であるが，B ラインと違って速やかに隠れ，A ラインと共存せず，あるからといって意味はない(図 5.4).

気胸

- 気胸では胸膜の表面に空気が広がっており，超音波は空気と胸膜の境界で反射する. 超音波は空気を越えて先には進めないため，臓側胸膜や肺の動きは気胸では観察できず，上記に示したような典型的な所見はなくなる(図 5.5).
- 上述のとおり，**sliding sign の消失**は特徴的な気胸の US 所見である. しかし，そのほかにも sliding sign がみられない場合は多くある.
  - 肺尖部
  - 慢性的な気流制限

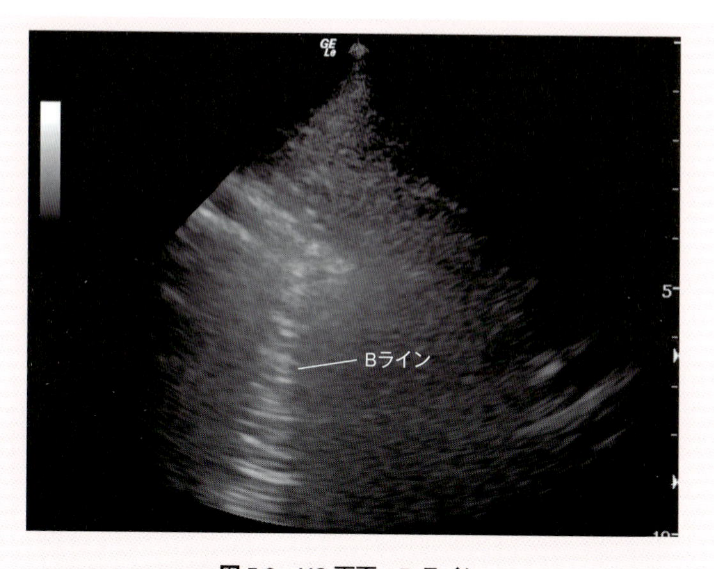

図 5.3　US 画面：B ライン

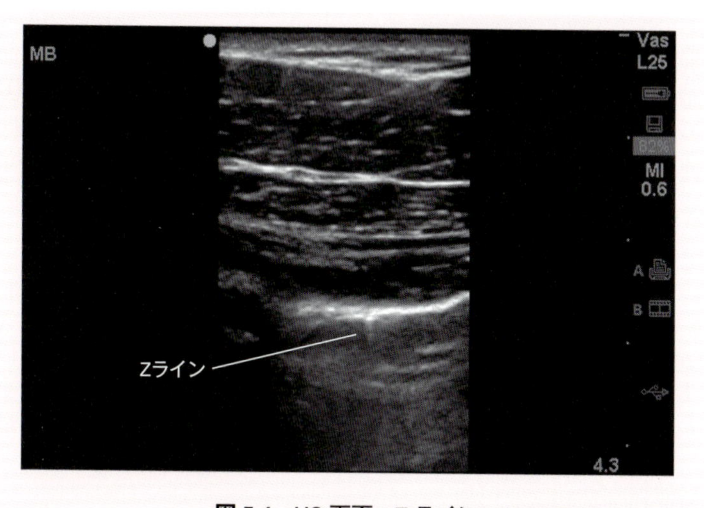

図 5.4　US 画面：Z ライン

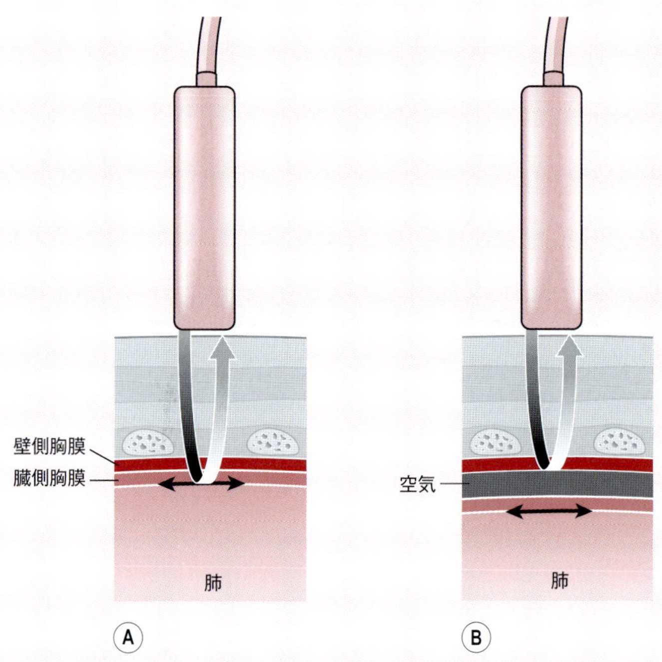

図 5.5 sliding sign とそれが気胸で消失することの説明
(B)臓側胸膜と肺が動いている像は，気胸による空気があるため描出されない(sliding sign 消失).

- 右気管支への片肺挿管(左肺で sliding sign が消失する)
- 胸膜が癒着している場合(辺縁に存在する腫瘍など)(図 5.6)

● 気胸に最も特異的な所見は，lung point sign である(図 5.7). lung point とは正常肺と気胸肺との境目を示し，呼吸運動に応じて正常肺が気胸肺に入り込んでくる様子がみられる. これは気胸診断の確定所見とされる. しかし，同様の所見は胸膜が癒着している場合もみられる.

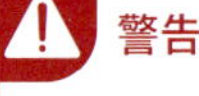
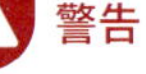

警告

● **広範囲で sliding sign が観察できる場合は，その肺には気胸はないといえる. しかし，ほかの部分に気胸がある可能性は十分にある.**

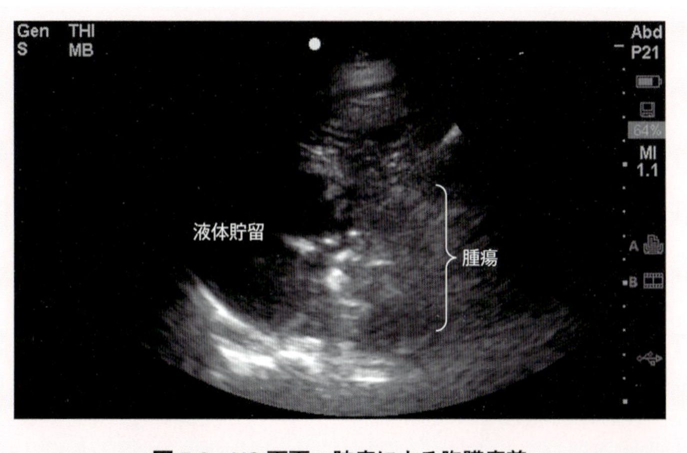

図 5.6　US 画面：肺癌による胸膜癒着
部分的に水分を含んだ悪性腫瘍が観察される.

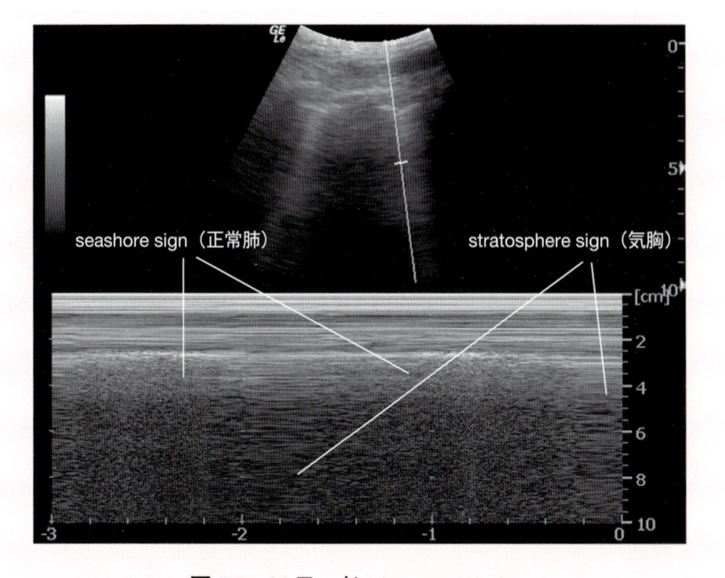

図 5.7　M モード：lung point sign

警告

- 広範囲で sliding sign が観察できない場合は，その部位に気胸がある可能性がある.

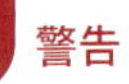
警告

- lung point がみえたらその部分に気胸があると証明できる.

- M モードは必須ではないが，sliding sign があるかないかを判断するうえで手助けとなる．通常の sliding sign は，M モードでは seashore sign とよばれる（図 5.8）．一方で，sliding sign が消失している場合は，stratosphere sign と表される（図 5.9）.

胸水貯留

- 胸水貯留がある場合，みつけるためには胸郭内の観察場所が重要である.

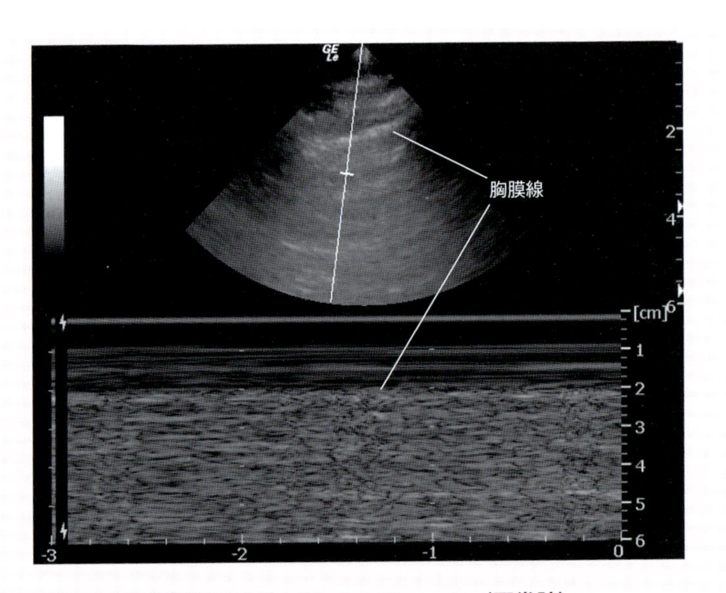

図 5.8　M モード：seashore sign（正常肺）

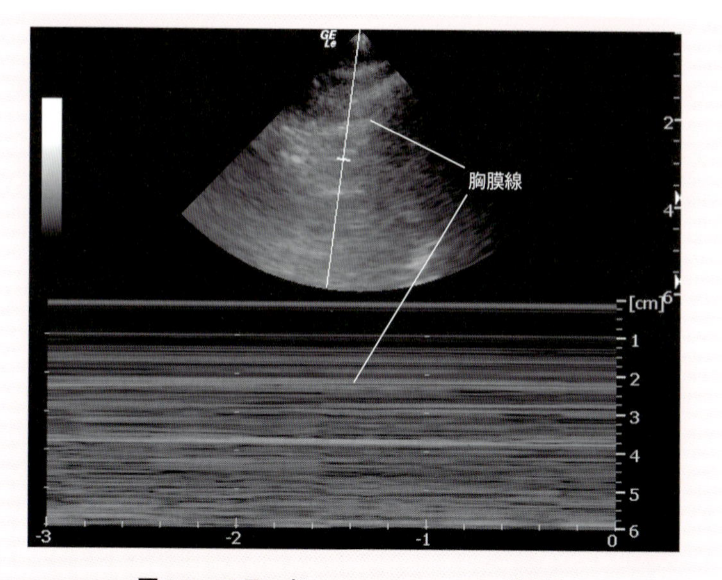

図 5.9　M モード：stratosphere sign（気胸）

仰臥位の場合は，胸水は重力の影響で胸腔の後背側に貯留するため，後腋窩線上あるいはさらに背側から見上げるようにプローベをあてて開始すると検出しやすい．その所見は，無エコー域として黒く写ったり（新鮮血や滲出性胸水，漏出性胸水），超音波を反射してグレーにみえたり（凝血塊や滲出性胸水）とさまざまである．肋骨横隔膜角から胸水貯留を認めた場合は，超音波が通過するため，横隔膜や肝臓，脾臓がみえるようになる（正常肺では吸気の際に肺が入り込んでくるため，横隔膜やそれ以下の実質臓器は消える）（図 5.10，図 2.1 も参照）．また，胸水貯留がある際には，空気を含んだ肺との境界が不明瞭となるため横隔膜の描出が難しくなる．

ロケット様陰影（lung rocket）

- “1つの画面で複数のBラインがみられた場合，この所見はロケットが離陸したようにみえることから**ロケット様陰影**（lung rocket）とよぶように

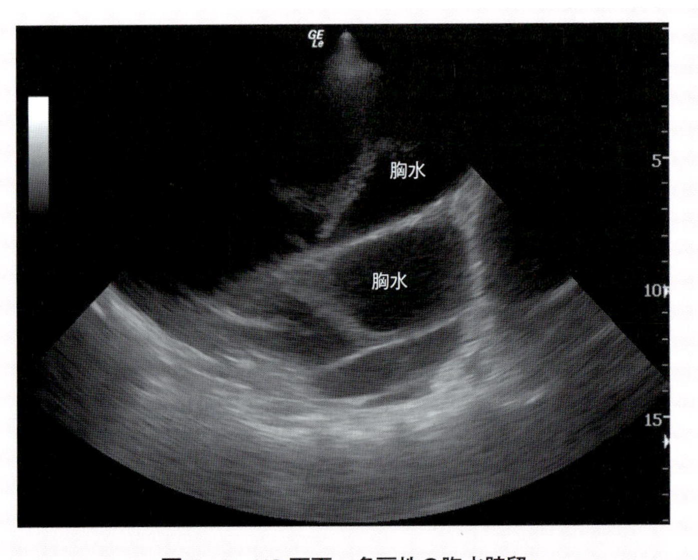

図 5.10　US 画面：多房性の胸水貯留

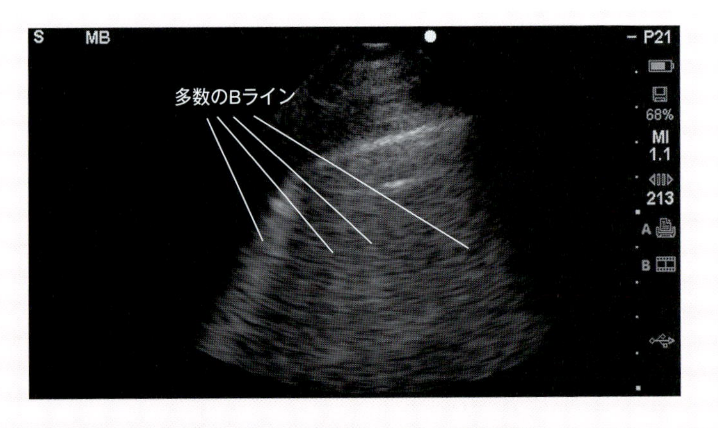

図 5.11　US 画面：ロケット様陰影

なった”(Lichtenstein, 2002, p.106)(図5.11). 時折みられるくらいであれば上記のとおり問題ないが, 同様の所見を広く, 両側に3つ以上の画面で認めた場合には異常である.

- ロケット様陰影は以下のような疾患で観察される(Lichtenstein は間質症候群とよんだ) : 肺水腫, 広範な肺炎, 線維化などの慢性の間質疾患など.
- ロケット様陰影の存在は補液や利尿剤を使うにあたって有用な指標となりうる. 例えば, 積極的な補液を行っている患者でロケット様陰影が出現してきた場合には, 補液の速度を緩めたり, 補液を一時中止したりするべきである.

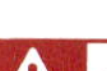

警告

病的なロケット様陰影を示す3つの所見

- **両側にみられる.**
- **広範囲にみられる.**
- **1つの画面で3本以上みられる.**

肺胞浸潤影

- 組織のような解剖学的構造がみえたらそれは異常である. 含気のない肺は水分を含んだ組織, しばしば肝臓のようにみえる. このような所見は以下のようないくつかの疾患でみられる : 著しい肺胞虚脱や浸潤影, 肺挫傷, 無気肺, 悪性腫瘍など(図5.6).
- しかし, 肺にあたかもあるようにみえる浸潤影は, 単なる mirror アーチファクトであることがある(図5.12)(**第2章**『エコーはどのように動いているのか』参照). mirror アーチファクトでは超音波の反射により, 実際にはないものがあたかもそこにあるように映しだされてしまう.
- 浸潤影の範囲が拡大する場合, US で観察できる. しかし, US では浸潤影の鑑別診断はできず, 含気のある肺は超音波を反射し散乱させるため, 深部の正常肺を浸潤影と見間違える場合もある.

警告

- **肺エコーは浸潤影の診断はできても除外はできない.**

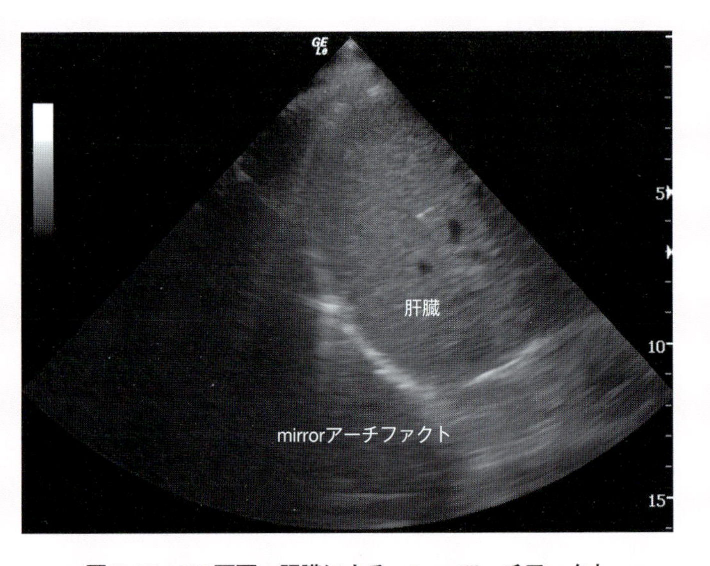

図 5.12　US 画面：肝臓による mirror アーチファクト

コツと落とし穴

- 横隔膜などの解剖学的構造を理解するためには，はじめは低周波のプローベ(コンベックスやセクター)を用いるべきである．横隔膜の上下に位置している臓器を丁寧に同定する．
- 胸膜をより詳細に観察するためにリニアプローベに切り替える．
- 肋骨と同定する際は，肋骨よりも深い部分にある胸膜の走行に沿ってプローベを動かすとよい．
- プローベを固定したままにする．1 回 1 回胸膜の sliding sign を確認してから次の像を描出する．
- 小さな気胸や液体貯留を見逃さぬよう，肺尖部から肺底部までできるかぎりくまなく観察する．
- 前述のとおり，胸膜の sliding sign は多くの疾患で消失する．しかし，lung point を同定できればそれが気胸の診断となる．
- mirror アーチファクトは肺底部の浸潤影と似ていることがよくある(第 2

章『エコーはどのように動いているのか』参照）．両者を見分けるのが困難な場合は複数の角度から描出してみる．

- 心臓を描出するとき，左血胸による血液貯留なのか，心嚢液貯留なのか判断が難しい場合がある．心嚢液は下行大動脈の前面に観察され，一方で胸水貯留は下行大動脈を取り囲むように存在する．
- 同様に腹水を胸水と見間違えることもありうる．見分けるポイントは，横隔膜を注意深く同定することである．胸水は横隔膜の上方に存在し，肺実質が胸水のなかで“漂っている”像が観察できる．
- すべての垂直な線がBラインではない．ZラインはBラインに似ており，皮下気腫があるときはロケット様に観察できる（それらは呼吸に伴って動かず，通常であれば上方に観察される肋骨の陰影がみられない）．
- すべてのロケット様陰影が胸水貯留を示唆するわけではない．それらは広範囲の肺炎や広範囲な線維化を示す所見でもある．ロケット様陰影は正常肺の最下部肋間や仰臥位患者の背側でも観察されることがある（肺の状態にもよるが）．
- 治療によって患者の循環血漿量の変化に伴い，特に患者の状態が悪化した場合には，USでの評価を繰り返し行う．
- 心嚢穿刺をするための画面を選ぶときは，腹腔内に誤って針を刺すことがないよう下記の事柄を覚えておくべきである（**第10章**『エコーガイド下穿刺』参照）．
- 解剖を理解するため，リニアプローベで観察する前に，はじめはコンベックスプローベかセクタープローベを用いる．
- 吸気と呼気ともに描出を行い，患者に深呼吸させ再度観察する．
- 2つの画面で描出する．
- 胸腔ドレーン挿入時は，実質臓器を傷つけることがないよう穿刺部の同定を注意深く行い，同じ体勢で穿刺を行う．
- 可能であるかぎり，穿刺は針先を描出しながら行う．

エコーでわかること

- 呼吸苦のある患者：気胸や胸水貯留，肺水腫の有無
- ショック患者：循環血漿量は足りているか（USで下大静脈（inferior vena cava：IVC）径や心臓，腹部の評価を行い，それらを組み合わせて判断する）
- 多発外傷患者：気胸や血胸の有無（**第4章**『FASTとEFAST』参照）
- 呼吸困難患者やショック患者が初期治療に反応しない場合の原因検索

- 心嚢穿刺や胸腔ドレーン挿入を行う際に，どこを穿刺したらよいか（**第 10 章**『エコーガイド下穿刺』参照）
- 肺エコーで肺塞栓を診断することもできる（詳細は『なぜエコーを使うのか』の項参照）

エコーではわからないこと

- 胸水の成分まではわからない：新鮮血なのか漏出液なのか．
- 肺胞の浸潤影を除外することはできない．
- 小さな気胸や出血をみつけることは困難である．

警告

- **肺全体を評価したいのであれば CT 撮影を行う．**

注意点

- 循環動態の安定した患者で，胸部 X 線写真では気胸を認めないものの US では示唆された場合：CT を考慮する．
- 循環動態の不安定な患者の場合：同様の状況では気胸はあるものとして対応する．
- 安定した患者で同様の所見だが，ヘリコプター搬送や手術可能施設に急いで搬送している場合：胸腔ドレーン挿入を考慮する．
- 循環動態が不安定な患者や多量の胸水を認めた場合：重篤な血胸が示唆される．ただちにドレーンを留置すべきである．
- 呼吸苦を訴える患者で広範囲に捻髪音が聴取され，かつロケット様陰影や IVC 径の拡大を認める場合（**第 6 章**『的を絞った心エコーによる循環血漿量の評価』参照）：肺水腫が疑わしい．
- 呼吸苦を訴える患者で広範囲に捻髪音が聴取されるが，ロケット様陰影はなく，IVC 径が正常である場合：肺水腫は否定的である．
- 気胸を穿刺吸引し，空気が出てこなくなったが，上部の胸部胸膜の sliding sign がみられない場合：ドレーンの位置を調整し，脱気を続ける．
- 気胸を穿刺吸引し空気が出てこなくなり，かつ上部の胸部胸膜の sliding sign がみられる場合：脱気が完了したことを示す．

まとめ

- 呼吸困難を訴える患者の診察において肺エコーは有用である.
- 心エコーや IVC の US 所見と組み合わせることによって(第 6 章『的を絞った心エコーによる循環血漿量の評価』参照), 肺エコーは肺水腫の診断や循環血漿量の評価において有用である.
- US は正確な臨床診断を下すための一助となる.

6 的を絞った心エコーによる循環血漿量の評価

Justin Bowra, Robert Reardon, Conn Russell

なぜエコーを使うのか

心エコー検査は救命治療において素早く心臓の評価をすることができる有用なツールである．精密心エコーと異なり，弁膜症の有無といった特異的な所見よりも，心臓の壁運動の質的な評価をするために用いられる．下大静脈(Inferior Vena Cava：IVC)径や大動脈(**第 3 章**)，肺(**第 5 章**)，下肢の深部静脈血栓(**第 12 章**)などのほかの部位の所見と合わせて，診断や治療方針の決定に役に立つ．

本章では，鑑別できない患者における心エコーと，エコー(Ultrasound：US)を活用した IVC での循環血漿量の評価方法について述べる．

的を絞るか，広範囲を観察するか

超音波で描出したり所見を解釈するために必要な技術を身につけるためには，専門医のもとで訓練を積む必要がある．この訓練は救急外来や ICU で働く多くの医師にとって実用的な達成目標である．しかし，いち早く詳細な像を描出することは難しい．広範囲の観察で得られるより複雑な質的評価と異なり，対象臓器を絞った超音波検査は単純な 2 次元画像である．その所見と患者の臨床症状を組み合わせることで診断に大きく近づくことができる．

経胸壁エコーと経食道エコーの比較

急性期疾患の患者において，経胸壁エコーで良質な画像を描出するのは難しい．なぜなら，周囲が明るかったり，人工呼吸器管理中であったり，体位の変更が困難であったり，痛みを伴っていたりするからである．そのため，重症患者においては，十分な情報を得るため，経食道エコーがしばしば用いられる．97％以上の患者において，経胸壁エコーで十分な所見を得るのは限界があるとされている．経食道エコーでも施行前に，より専門的な技術と訓練が必要である．

典型的な循環動態のパターン

循環動態が不安定な患者は的を絞った超音波走査において典型的な像がみられる．

これらの像は臨床の場で全身状態の悪化を明確に反映し，簡単に描出することができる．

- 左室の収縮不全 → 心原性ショック
- 右室が拡張し，左室が虚脱 → 広範囲の肺塞栓
- 右室の虚脱を伴った心嚢液貯留 → タンポナーデ
- 左室内血液量が不十分（収縮末期径と拡張末期径が小さい）にもかかわらず，心収縮が亢進 → 循環血漿量低下
- 左室内血液量が不十分（収縮末期径が小さく，拡張末期径が正常）にもかかわらず，心収縮が亢進 → 敗血症性ショック

循環血漿量低下と敗血症の違いは捉えにくいが，初期治療として輸液負荷を行うことは両者に共通である．

診断

的を絞った超音波と体液量の評価は以下の問いに答える手がかりとなりうる．

- ショックの原因はなにか．
- 心嚢液貯留か心タンポナーデのどちらか．
- 広範囲な肺塞栓はあるか．
- 左室の収縮能は正常か．
- 心臓の各部屋は拡張しているか．
- 輸液負荷や昇圧剤，強心薬が必要か．
- そのほか，はっきりとした異常があるかどうか．

蘇生の開始基準を定め，ショックや心肺停止患者の原因を突き止め診断をつけるうえでUSは有用である．USは血管内volumeを評価するうえで役に立ち，中心静脈圧（Central Venous Pressure：CVP）モニタリングに比べ素早く，非侵襲的にそして簡便に施行できる．

評価

- USは経時的なvolume評価ができる．

- USは心タンポナーデにおける緊急心嚢穿刺の補助としても有用である.
- CVPモニタリングのため，もしくは輸液や昇圧剤の投与ラインとして，USガイド下の中心静脈穿刺が行われている.

上記に示したUS技術は，精密心エコーの代わりでは決してないことを覚えておくべきである．もし，より詳細な心エコー走査が必要であれば，形式的な心エコーをアレンジすればよい．しかし，現在はプローベをその都度変えなくても，心臓や心膜を十分に観察可能なポータブルのUSもある.

警告

- **より詳細な心エコー走査が必要であれば，的を絞った心エコーに加えて精密心エコーをアレンジすればよい.**

実践してみよう

準備

- 患者を緊急処置が可能な環境に動かし，モニターを装着する．必要に応じて酸素投与を開始するとともに，緊急時にすぐさまABCアプローチ(気道・呼吸・循環)をできるようにしておく.
- USを施行する医師は蘇生活動に加わるべきではない.
- 心停止患者：それぞれの施設のプロトコルに従って蘇生活動を行う.
- 心嚢穿刺などUSガイド下で行う手技においては，滅菌された専用の器具を使うことが理想的であるが，緊急を要する場合はこのかぎりではない.

警告

- **救急外来においてはショック患者や心停止患者の初期治療はUSを含め，遅滞なく行わなければならない.**

患者の体位

- 臨床の場で自ずと決まる(心停止患者など).
- 仰臥位が最も一般的である.
- 心臓の描出においては，心臓が胸骨の左に寄り，プローベとの距離が近くなる左側臥位が最も適した体位である(図6.1)．しかし，仰臥位や半側臥位でも所見を得るには十分である.

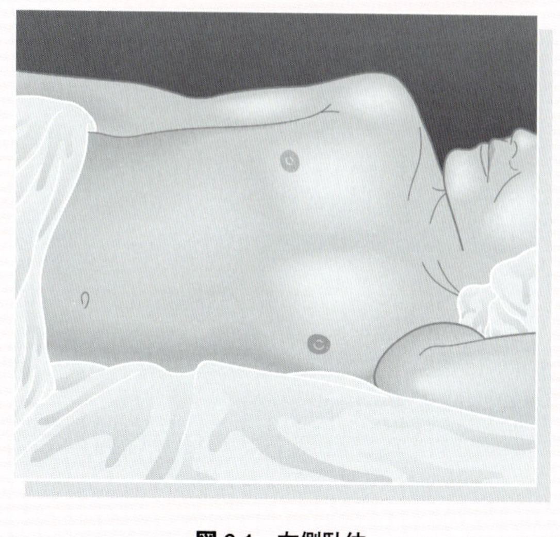

図 6.1　左側臥位

プローベとスキャン設定

- プローベ：肋骨のアーチファクトを最小限にするため，設置面積の狭いセクタープローベもしくはマイクロコンベックスプローベを用いる．
- 初期設定：心エコーの初期設定は腹部エコーの設定といくつか異なる．最も大きな違いは，画像が反転していることであり，時に初心者は混乱する．例えば，胸骨傍の長軸像において，心尖部は画面の右側ではなく左側に写る（イメージするのが難しければ，実際に“いつもどおり”USをあてて，ひっくり返してみればよい）．明瞭な画像が得られない場合は，よりよい画像を得るためにフレーム数を多くし断続的な画像にならないようにする．また，白と黒のコントラストを調節する．これらが，よりよい心エコー検査を得るための手助けとなる．
- もし，心エコー用のプローベや初期設定で良好な描出が得られなければ，腹部用に切り替える．最適な画像とはいえないが，心停止や心タンポナーデなどの最低限の情報を得るには十分である．
- 救急外来に設置してある多くのUSは，ドップラーやMモードが搭載さ

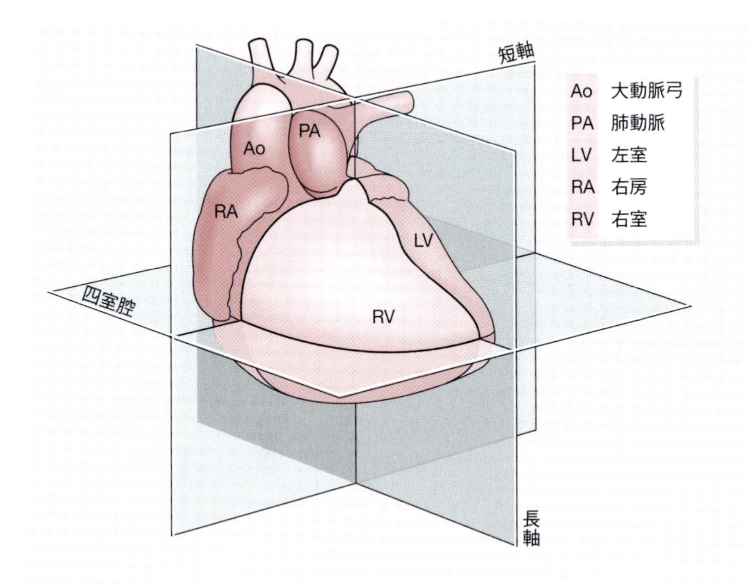

図 6.2　心エコーにおける軸

れている．これらは，心臓や心膜を経胸壁エコーで観察するうえで有用である．

- 詳しくは後述の『コツと落とし穴』の項参照.

心臓の描出

正常解剖

胸骨傍や肋骨下からUSをあてると，左室は右室よりも深い位置に観察され，壁も厚い．左室は相対的に右室よりも強度があり，壁も厚いため図 6.5，図 6.6 からもわかるように，壁の薄い右室側に張り出すようにみえる．

下記の図を用いながら，心エコーの画像と心臓の断面を示す(図 6.2)．

1. 長軸像：心臓の長軸に平行して走査することで得られる．胸骨傍では(プローべのマーカーは患者の右肩を向くようにする)左室の描出と右室腔への流出量を同時に評価することができる(図 6.3A，図 6.4)．

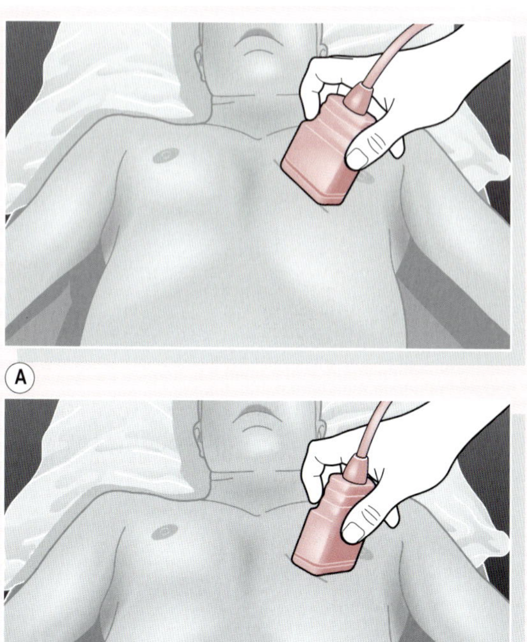

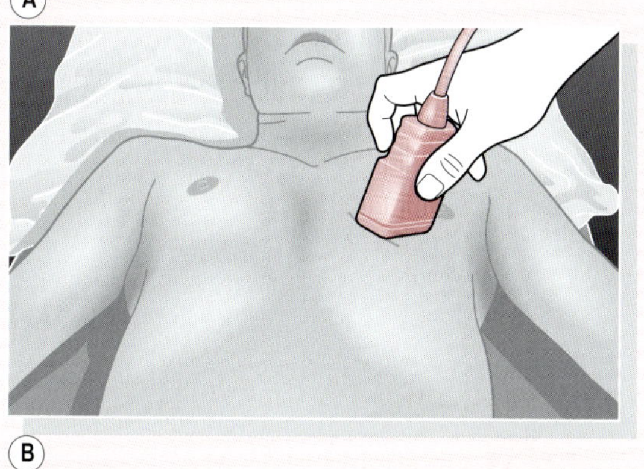

図 6.3　プローベを左胸骨傍にあてた場合
(A)長軸像，(B)短軸像．

2. 短軸像：長軸像に対して垂直な像(胸骨傍に置いたプローベのマーカーは左の肩を指す)(図 6.3B，図 6.5)．この向きを保ったままプローベを長軸に沿ってスライドさせると，右室と左室を部分的に描出することができ，壁の厚さや収縮力の評価を行うのに役立つ(図 6.6)．
3. 四腔像：両側の心房，心室を同時に観察できる長軸像である．ほとんどの場合，心尖部(75頁参照)から観察されるが，肋骨下からも観察できることがある．

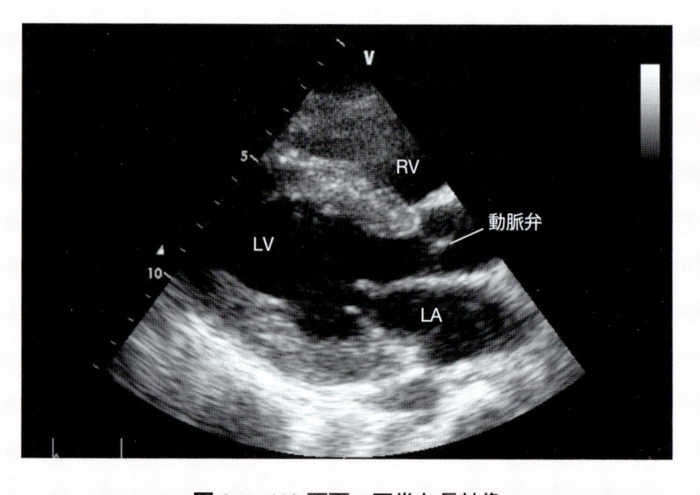

図 6.4　US 画面：正常な長軸像

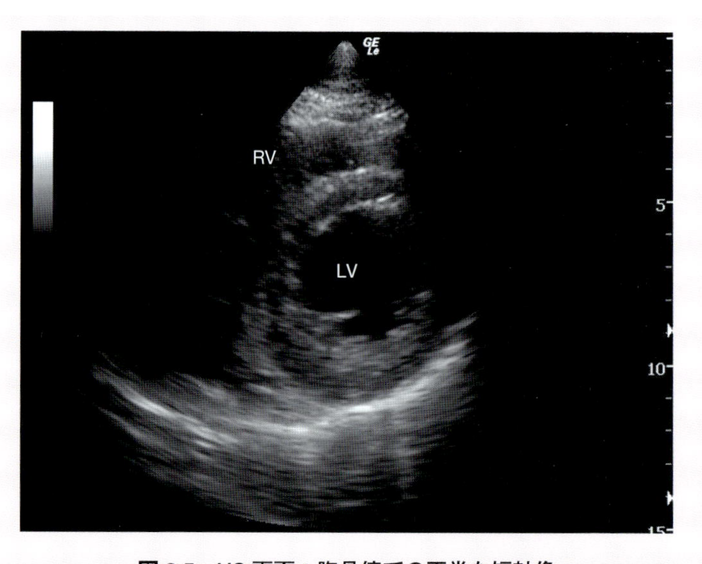

図 6.5　US 画面：胸骨傍での正常な短軸像

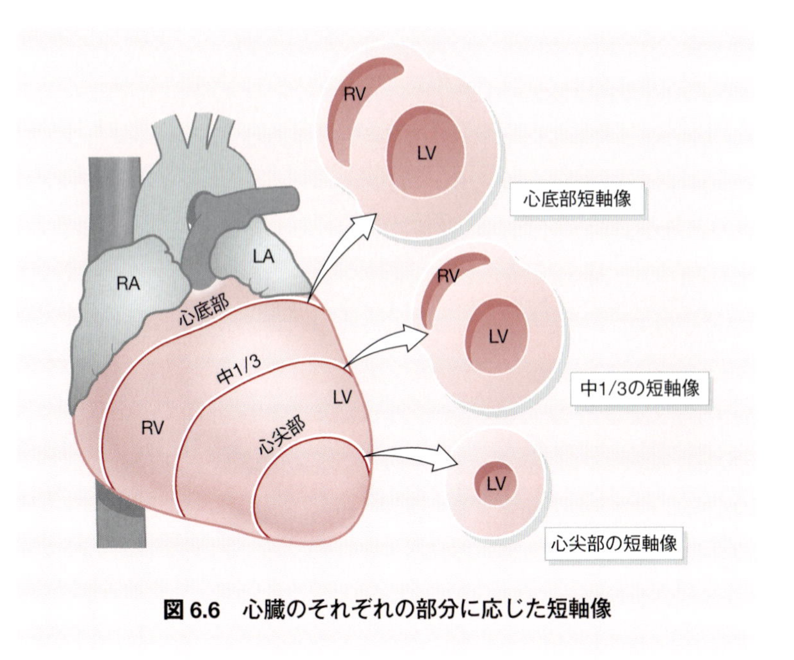

図 6.6　心臓のそれぞれの部分に応じた短軸像

心臓はそれ自体が斜めに傾いて位置しているため，患者に対して縦や横にプローベをあてても四腔像は描出できない．明らかなことだが，緊急で行うUSでは長軸像や短軸像と区別しなければならない．

成人の正常な像の大きさや壁の厚さを以下に示す．

- 左室拡張末期径：3.5～5.7cm（4～6）
- 右室拡張末期径：0.9～2.6cm（1～3）
- 右室径＜0.6×左室径
- 左室壁と心室中隔＜1.1cm
- 右室壁＜0.5cm
- 左房径と大動脈径がそれぞれ＜4cm

画面

プローベの位置を変え，複数の角度から描出する．下記の画像は救急現場において有用である（**第4章**『FAST と EFAST』も参照）．

- 肋骨下や剣状突起下からの描出は，胸壁から描出するより見やすい．肝臓を超音波窓にして行う（図 6.7，図 6.8）．この方法は FAST（Focused Assessment with Sonography in Ttrauma）や心肺蘇生（Cardiopulmonary Resuscitation：CPR）中，人工呼吸器呼吸器管理中の患者において一般的な方法である．
- 左傍胸骨長軸：この像は患者ではなく心臓にとっての長軸である．プローベのマーカーを右肩に向ける（図 6.3A, 図 6.4）．左室の径の測定と M モードを用いることで左室機能を簡単に評価できる．
- 左傍胸骨短軸：左傍胸骨長軸とプローベをあてる位置は同じであるが，プローベのマーカーを左肩に向けるように，時計回りに 90° 回転させる（図 6.3B，図 6.5）．この像は局所の壁運動を評価するのに最も優れた方法である．
- 心尖部の四腔像：プローベを心尖部にあてがい，右の鎖骨を見上げるようにして描出する．このとき，プローベのマーカーは 3 時方向を向いている（ちょうど左腕の位置にあたる）（図 6.9，図 6.10）．

どの像でも心嚢液貯留や心停止は評価可能である一方で，左室の壁運動などより詳しい心機能の評価にはこれらの像を組み合わせる必要がある．プローベを胸骨傍からスライドさせ，心尖部でさらに観察することで，心臓全

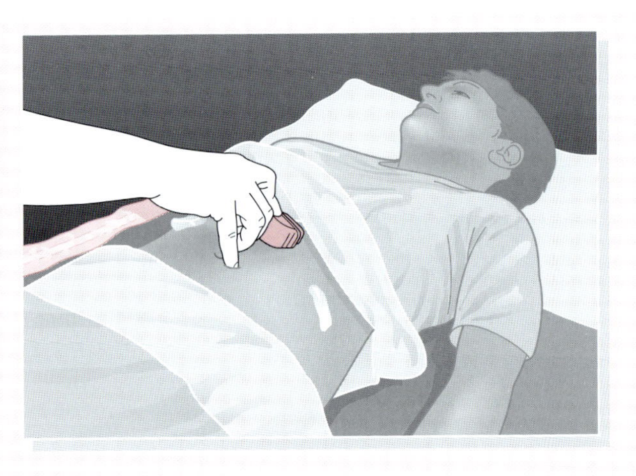

図 6.7　剣状突起下から観察する場合のプローベの位置

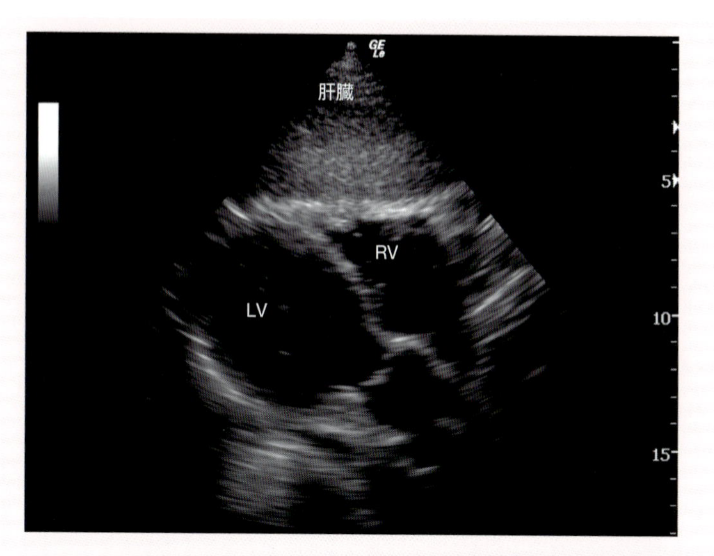

図 6.8 US 画面：肋骨下／剣状突起下から観察した場合の正常図
通常の肋骨下の後方図であることに注意.

体の評価が可能になる. 右傍胸骨や胸骨上などそのほかの観察方法もあるが, 本章では割愛する.

詳細な観察項目としては

- 心嚢液の有無
- 左室径(大きすぎるのか, 小さすぎるのか, 正常なのか)
- 左室収縮能(良好か, 不良か)
- 右室径
- 右室収縮能

心嚢

心嚢液貯留は心臓周囲に黒く帯状にみられる(**図 6.11**, **図 4.4** も参照). しかし, みえ方はその成分が何であるかによる. 例えば, 凝固した血液であれば, 軟部組織の濃度と同等になるであろう.

第4章でも述べたように, 真の心タンポナーデであれば, その圧によっ

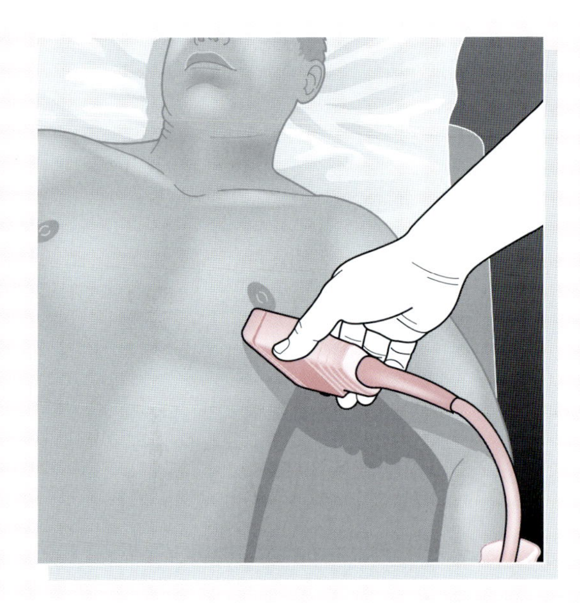

図 6.9　心尖部から観察する場合のプローベの位置

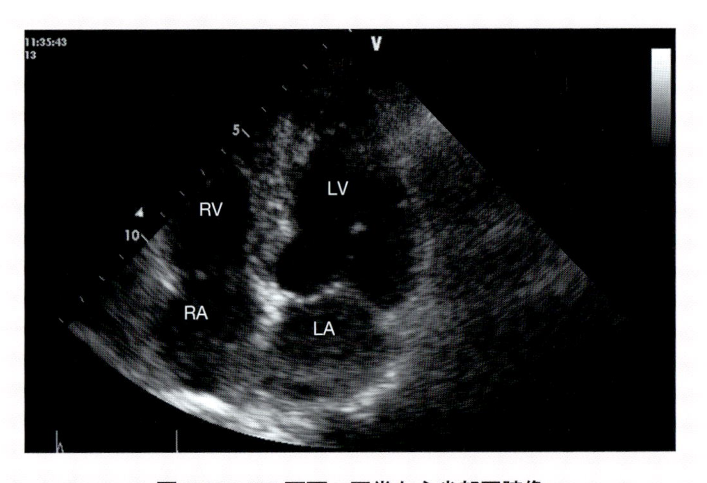

図 6.10　US 画面：正常な心尖部四腔像

て右室の拡張が妨げられ，右室は虚脱する(図6.12)．しかし，心エコーでなければその評価は困難である．それゆえ，以下の方法を順守する必要がある．

- 液体が収縮期のみにみられる：流出は少量である(病的である可能性がある)．
- 液体が拡張期にもみられる：おそらく病的な流出であろうが，症状が出るほどではない(図6.11)．
- 大量の液体貯留により心臓が身動きをとれなくなっている状態：心嚢穿刺が必要である(注意点：多量の心嚢液貯留は時に慢性であり，穿刺により重大な合併症を引き起こしてはならない)．
- 右心系が虚脱して拡張期に膨らめないほど小さく，IVCも張っている場合：タンポナーデの診断においてUSは最も有用である(図6.12と図6.15)．

しかし，タンポナーデの診断は，緊急で行われる検査であり，上記の所見を明るい現場で読影しなければならないことを念頭に置くべきである．

胸水がある場合や脂肪が厚い場合は心嚢液貯留があるようにみえる，すなわち偽陽性になりやすい．脂肪は斑点状にみえ，心臓の拍動に伴って動く．

一方で，液体貯留が限局的である場合や小房性である場合は見逃しやすく，偽陰性となりやすいため注意が必要である．そのため，可能なかぎりいろいろな角度から注意深く観察する必要がある．

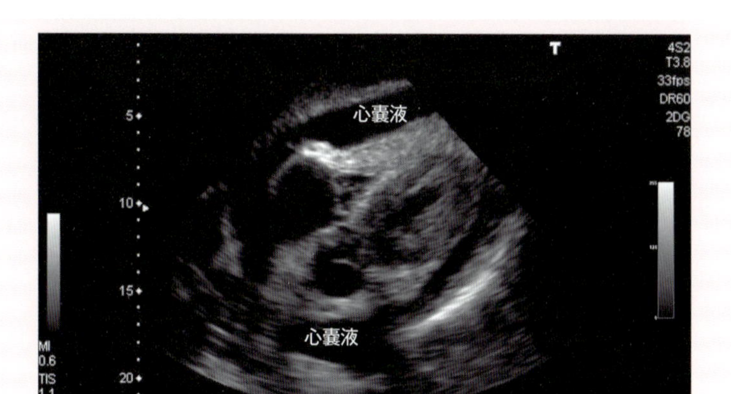

図 6.11　US 画面：心嚢液貯留

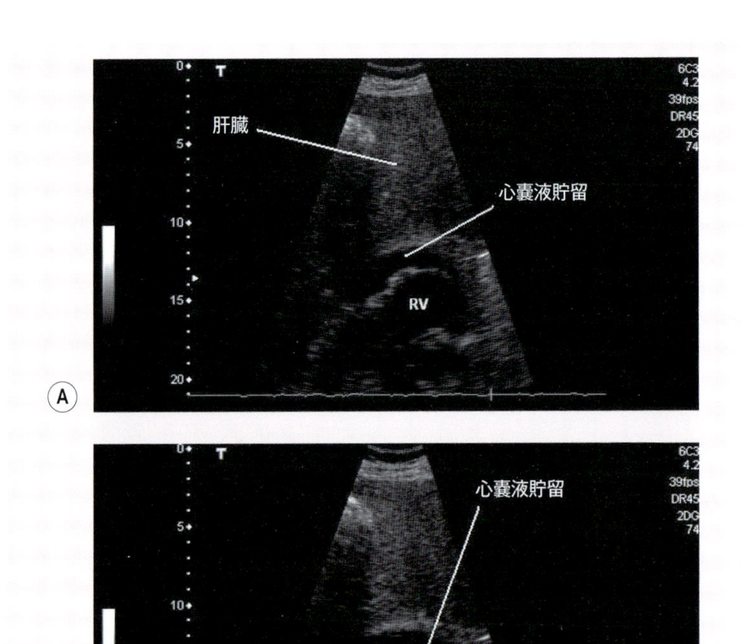

図 6.12　US 画面：右室の虚脱
(A)薄い右室壁の下方に右室がみえる．(B)右室の拡張が妨げられ虚脱している．

左室の大きさ

- 左室の壁運動が不良な場合，その原因として心筋症を考える．心筋症の原因は，ウイルス性や特発性，アルコール性，重症敗血症が考えられる(図6.13)．
- 左室径が小さく，収縮期に壁同士が接してしまうような場合は，血管内脱水や左室の壁肥厚を疑う．

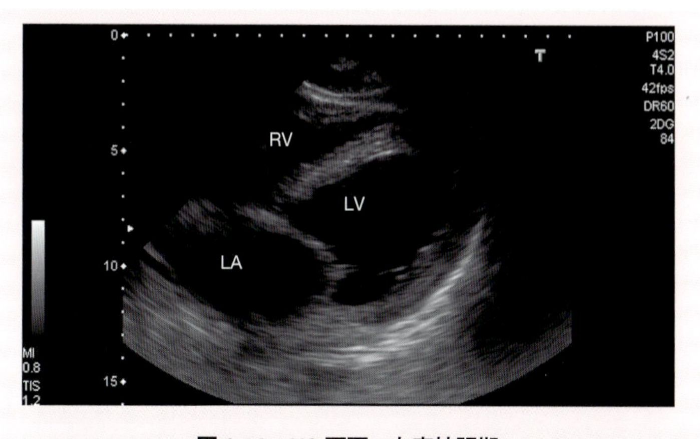

図 6.13　US 画面：左室拡張期

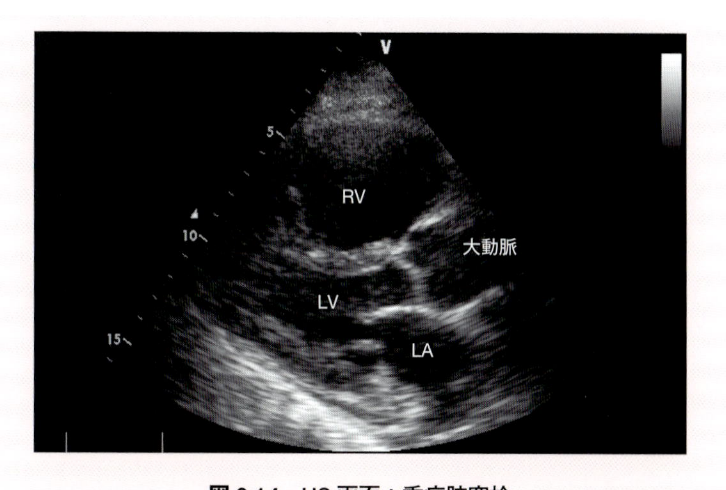

図 6.14　US 画面：重症肺塞栓
右室が拡張して左室側に張り出し，左室の運動を阻害している状態．

左室の収縮能

- 心停止の場合，モニター上 PEA(Pulseless Electrical Activity)や心静止であれば，予後はきわめて不良である．
- 左室の壁運動低下．前壁の壁運動低下はしばしばみられるが，初学者には難しく，限局的な異常を正しく認識することは難しい．収縮期に壁のある一部分の動きが悪い場合は，心筋梗塞である可能性があり，心原性ショックの原因ともなりうる．
- 壁運動の亢進．不整脈や急性の弁膜症(特に僧帽弁逆流症)がない場合，心臓の壁運動が良好であれば，心原性ショックは起こりにくい．頻脈となっている場合は，循環血漿量の減少や，貧血や甲状腺機能亢進症などの高心拍出性の病態を考える必要がある．

右室の大きさと収縮能

右室は左室の前面にあり，US 上は小さく，左室の圧が高いためひしゃげた形にみえる．左室と同様に，右室も収縮期は力強く収縮し，拡張期は拡張し内腔に血液を貯める．右室径の予測は左室との比較が最もわかりやすいが，絶対的な測定法はなく，特に長軸像では正確には測れない．

- 左室内血液量が減少した場合には，それに伴い右室は小さくなり，壁運動は亢進する．
- 肺塞栓など肺循環における圧が上昇すると，右室は拡張し，左室を圧排し流出路を阻害する(図 6.14)．長期的には，右室壁は肥厚する．

右室は鋭敏に拡張することができる唯一の腔であり，ほかの腔の拡張は心原性以外の病変の存在を示唆する．

そのほかの異常所見

そのほかの異常所見(粗大な弁の病変など)も US でしばしば観察され，臨床診断において役に立つ場合がある．その病変が評価不能であれば，画像を保存しておいて，後日専門医に紹介したり，フィードバックを受けることができる．

警告

- **心室の状態や機能を雑にみて評価することは避けるべきである．描出不良な画像をもとに過大評価するのは危険である．基本的な評価は複雑であり，平均的な救急超音波技師がもたない，数値の計算，技術知識，経験が必要とされる．**

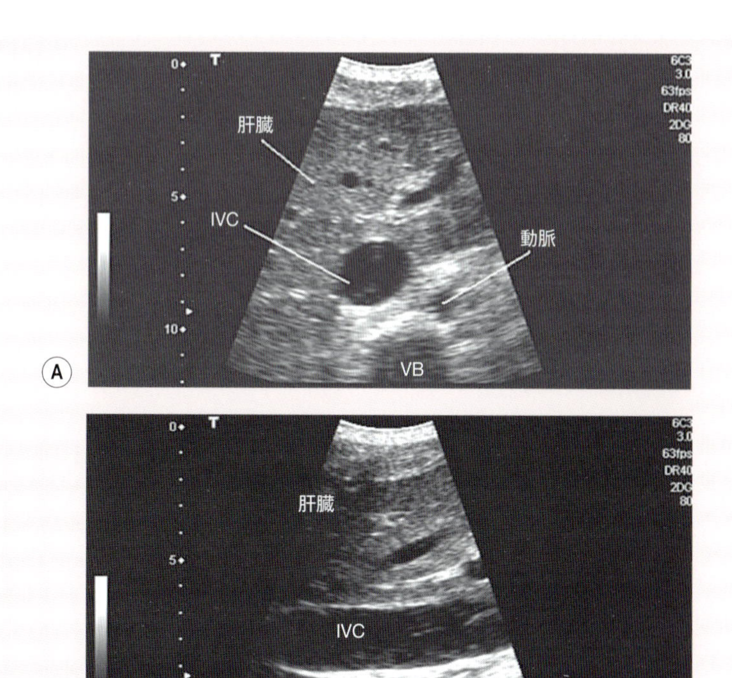

図 6.15　US 画面：拡張し，腹壁の圧迫で虚脱しない IVC
(A)短軸像.(B)長軸像. 圧迫で虚脱しないときは，肺塞栓緊張性気胸心タンポナーデを考える. VB：椎体，IVC：下大静脈.

IVC(下大静脈)：血管径と虚脱率

理論

通常では IVC は吸気時に虚脱する. IVC の断面は，正常の動脈系よりも大きい. 吸気時の IVC 径と虚脱率は，非侵襲的な CVP 評価のツールとして有用であり，**表 6.1** にも示したとおり血管内の volume を評価するうえで役立つ. CVP を測定するように，この方法は血管内 volume をおおまかに推定するものである. 自発呼吸のある循環動態の安定した患者において有用であり，急性疾患の患者や陽圧換気をしている患者には適用できない.

表 6.1　循環血漿量の指標と評価

IVC 径(cm)	呼吸性変動	評価	予測中心静脈圧(mmHg)
＜1.5	＞50%	循環血漿量減少	0〜5
1.5〜2.5	＞50%	循環血漿量正常〜微減少	5〜10
1.5〜2.5	＜50%	正常血液量	10〜15
＞2.5	＜50%	循環血漿量過多	＞15

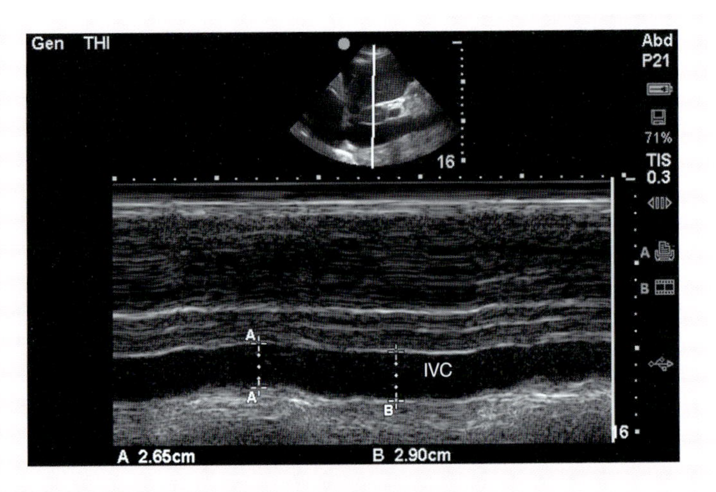

図 6.16　US 画面：M モード
水分過多のときの IVC.

- IVC が拡張している場合，吸気時に虚脱することなく，プローベで直接圧迫しても簡単には潰れない所見がショック患者においてみられた場合，遠位の閉塞を強く疑う(図 6.15，図 6.16)．左心不全や肺塞栓，緊張性気胸，心タンポナーデがそれにあたる．しかし，肺高血圧など CVP が上昇する原因はそのほかにもたくさんあることを念頭に置くべきである．
- 反対に，IVC が虚脱していればショックの原因は血管内脱水と考えてほぼ間違いない(図 6.17)．

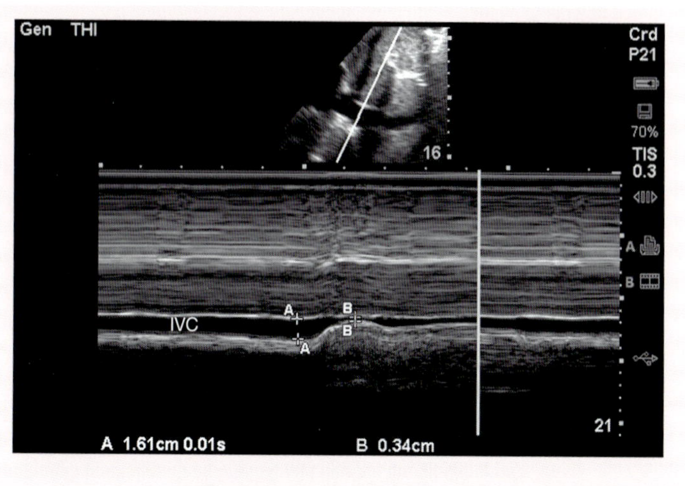

図 6.17 US 画面：M モード
虚脱した IVC.

方法

- 患者の体位は IVC を正しく評価するうえで重要である．IVC は左側臥位のほうが右側臥位に比べて小さくなる．実際には，全身状態を考慮し，ほとんどの患者が仰臥位か半側臥位で検査を行う．
- 肋骨下からの描出と右上腹部から描出する 2 とおりの方法がある．いずれも肝臓を超音波窓として用いる．どちらの方法を用いたにせよ，IVC は長軸と短軸の両方で観察すべきである．ここでは肋骨下からの描出法を示す．
- IVC の評価には腹部用のコンベックスプローベか心臓用のセクタープローベが適している．
- 腹部大動脈瘤（Abdominal Aortic Aneurysm：AAA）（**第 3 章**『腹部大動脈』参照）についていえば，プローベを剣状突起付近にあて，後方に向ける（図 3.3）．第 3 章を参考に血管を同定し，動脈と静脈を区別する．
- プローベを頭側に向け，横軸にして横隔膜から右室の入り口まで描出する．
- 横隔膜レベルではなく，肝静脈入口から尾側に 2～3cm のあたりで径を計測する．計測は最も径が大きくなる呼気時に 2 つの画像を用いて行う．
- IVC の最小径は吸気テストを用いて行う．方法は，患者に思いっきり息を吸ってもらう(この方法は胸腔内圧を素早く低下させるもので，正常であればIVCは虚脱する).

- M モードは1つの画面で最大径と最小径を測定できるため有用である(図6.16，図6.17).

原因不明のショックに対するエコーを使ったアプローチ

ショックの原因がないということはなく，全身状態によってはショックの原因が複数存在することもよくある．ショック患者の原因検索や的確な診断をするうえで活用できるUSのアルゴリズムが多くあることを覚えておくべきである．その主なものとUSで観察すべきポイントを下記に示す.

- 心血管系：心臓(タンポナーデ，心室の大きさと収縮能の評価)，大血管(AAAの有無)，IVC(循環血漿量の評価)
- 胸部：気胸，肺水腫，肺うっ血，肺炎
- 腹部：腹水貯留，胆嚢腫大
- 下肢静脈：膝窩より近位の深部静脈血栓

コツと落とし穴

- 蘇生中も繰り返しUSでの評価を行う：ある一点だけの所見よりも経時的な変化が重要である.
- 自分の技術を過信してはならない：心エコーのスペシャリストではないため，特別な訓練を積まないかぎり，病態が複雑で難しい場合(弁膜症など)は単独での評価は避けるべきである.
- 超音波所見の過大評価に注意する(例：慢性的な肺高血圧患者の慢性的な右室拡大やIVC拡張所見を重症肺塞栓と診断することなど).
- 右室の変化は肺塞栓などの病態で起こるが，右室の変化は心エコー技師でも描出が難しい場合がある．その原因としては，辺縁がいびつであることや胸骨のアコースティックシャドウで見にくいことなどが挙げられる.
- 画像は保存しておき，見直したり専門医にみせてフィードバックを受けたりすべきである.
- 本章の前半で述べた3つの画像のどれを用いても，心嚢液貯留や心停止の判断は容易である．しかし，すべての患者において，1つの画像だけでは評価できないため，いくつかの画像所見を合わせて評価することが必要である(左室の壁運動を評価するときなど).
- 例えば，肥満患者では肋骨下からの描出では不十分な場合が多々あり，また，肺気腫の患者では傍胸骨からの描出が困難な場合がある．そのため，本章で述べたそのほかの描出法をいつでも実践できるようにしておくべきである．

- もし，自分の心エコー所見に自信がない場合は，緊急処置を継続しながら，ベッドサイドでの心エコーを繰り返し行うなど，診断につながる検査を積極的に行うべきである．
- 以下に良質な心エコー所見を得るためのコツを示す．
  - ゲインを絞ってコントラストをつけることで輪郭をはっきりさせる（**第2章**『エコーはどのように動いているのか』参照）．
  - ほとんどのUSに心臓用のプリセットがあるため活用すべきである．
  - 壁運動に伴うアーチファクトを減らすため，プローベをこまめに動かすべきである．
  - 人工呼吸器管理を受けている患者では，よりよい所見を得るため，一時的に呼気終末圧（Positive End-Expiratory Pressure：PEEP）をオフとすることもある．

注意点

- PEAや心静止での心停止：描出が困難であるが，繰り返し施行し，CPR継続の必要性を判断する．
- 心タンポナーデをはじめとした心嚢液貯留：可能であればベッドサイドで繰り返し評価を行う．
- 腔内の狭小化と壁運動の低下：血管内脱水が疑われるため輸液負荷を行い，改善がみられるか繰り返し評価する．
- 全周性の左室の壁運動低下：心筋梗塞や重症敗血症などのほかの原因を考えるべきである．
- IVCが拡張し，圧迫で容易に虚脱しない場合：末梢の閉塞が示唆される．緊張性気胸や心タンポナーデのようなリバーシブルな疾患がないかすぐさま再評価する．USでは肺塞栓を示唆する所見を得ることができるが，診断をするには不十分である．そのため，臨床所見から重症の肺塞栓が疑われる場合には，CTなどのほかの画像検査をすすんで施行すべきである．
- IVCが虚脱する場合：循環血漿量低下が示唆される輸液負荷を継続し，その反応を評価すべきである．
- 循環動態が不安定なAAAの患者：ただちに外科チームに一報を入れる．手術可能な施設への搬送を急ぐべきである．

- 外傷性（血気胸など）や非外傷性（悪性腫瘍）にかかわらず，心肺不全による多量の胸水貯留について：肋間から緊急ドレナージを行う．
- 循環動態不安定な外傷患者や腹腔内液体貯留を認める患者の場合：ただちに手術可能な施設に搬送すべきである．
- 画像の描出が不十分である場合：プローベや施行者を変えたり，蘇生やそのほかの治療を続けるべきである．

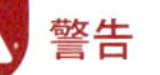
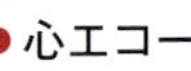

警告

- 心エコー所見に自信がなければ，心エコー技師に施行してもらうのがよいだろう．

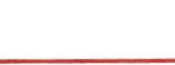
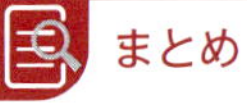

まとめ

- ➡ ショック患者や心停止患者において，US はベッドサイドで蘇生活動を継続しながら，簡単に素早く，安全に施行できる．
- ➡ ベッドサイドにおける US はショックの原因となる多くの疾患の鑑別に有用であるが，精密心エコーの代わりとはなりえない．
- ➡ US はショック患者や心停止患者において，緊急で行う心嚢穿刺や中心静脈穿刺のガイドとしても有用である．
- ➡ しかし，US をはじめとした検査を施行することで，蘇生活動が遅れてはならない．
- ➡ 疑わしければ，治療を続けつつ診断に有用な情報の得られる検査，例えばベッドサイドでの緊急心エコーなどを考慮すべきである．

7 尿路

Justin Bowra, Stella McGinn

はじめに

尿管結石，急性腎不全，尿閉は救急外来でよくみる症候である．尿管結石では水腎の評価がすぐにでき，急性腎不全ではマネジメントを決定するうえで役に立つ(水腎症の解除をすぐに行う必要があるかどうか)．腎臓と膀胱のエコー(Ultrasound：US)は安全かつ比較的簡単である．特に救急外来では外傷患者に対してFAST(Focused Assessment with Sonography in Trauma)を行うので救急医にとっては学びやすいだろう．

エコーを使う5つの理由

1. 急性腎不全において腎後性かどうか(閉塞があるか)をすぐに判断できる．閉塞があれば腎瘻などの外科的介入が必要な場合がある．例えば膀胱からの排泄障害であれば，拡張した膀胱と両側の水腎症が確認できるはずである．
2. 腎膿瘍(尿路の閉塞を伴う腎盂腎炎)．緊急での腎瘻造設が必要な場合がある．
3. 尿閉の診断に有用．
4. 尿道カテーテル挿入の位置を確かめるのにも有用である．小児であればリニア型のプローベで確認できる(**第10章**『エコーガイド下穿刺』参照)．
5. 尿管結石：腎臓・尿管・膀胱単純CT(CT of Kidneys, Ureters and Bladder：CTKUB)は選択肢の1つになる．疝痛を訴える患者では腎臓のUS所見は正常のことも多い，また尿管ジェットを呈することもある．そのため，USは尿管結石の除外に使えない．しかし尿管結石を疑う疝痛を訴える患者に対して，鑑別疾患として重要な腹部大動脈瘤(Adominal Aortic Aneurysm：AAA)などの疾患を除外できる．

警告

- 尿管の疝痛を訴える患者ではAAAなどのより重大な疾患を見逃してはならない.

解剖

- 通常，腎臓の大きさは約10～12cm×5cm×3cm．身長が大きければ大きくなり，加齢に伴い小さくなる．重要なのは左右の腎臓の大きさは同じということである．
- 横隔膜下にあり，後腹膜のおよそT12～L2のレベルに位置する．右腎は肝臓の下にあるので左より下方にある(図7.1)．最大吸気時には腎臓は2cmほど下降する．
- 腎臓は被膜に包まれ，周囲は低エコーの脂肪織に包まれる．脂肪織はさら

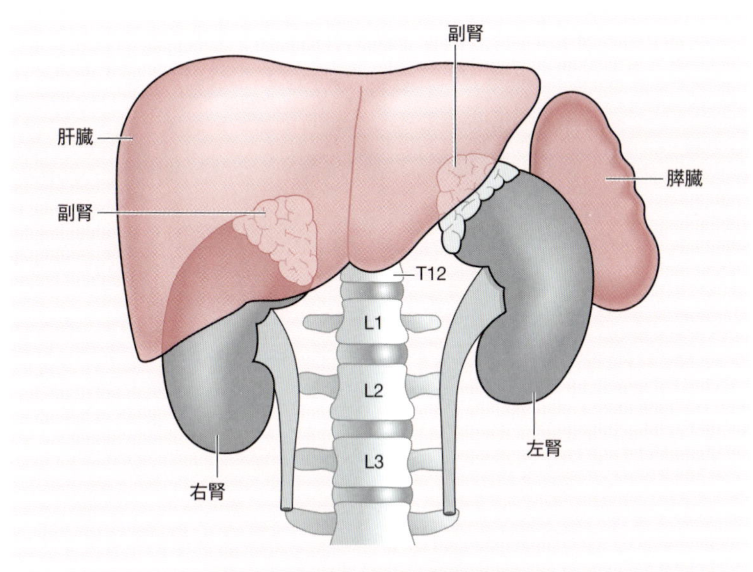

図7.1　腎臓周囲の解剖(前面図)

に筋膜に包まれる．腎臓は皮質と髄質(低エコー域)に分けられる．髄質の内側には高エコー域の腎洞がある．腎洞は腎盂および腎杯，腎血管，脂肪で構成される(図 7.2，図 7.3)．腎杯と腎盂は一体となり漏斗状になった尿管の根本を形成する．

- 膀胱は骨盤にあり，恥骨結合から下腹部まで広がる．尿が貯留した膀胱は低エコーとなり，後方にアコースティックシャドウを引く．通常壁は**均一に肥厚**している(もし**局所的な肥厚**があれば，長軸像で確認する)．

エコーでわかること

膀胱が充満しているか

尿閉のときは身体所見が不可欠であるが，肥満の患者などの場合には身体所見での評価は困難．US ではすぐに膀胱が充満しているかが確認可能．

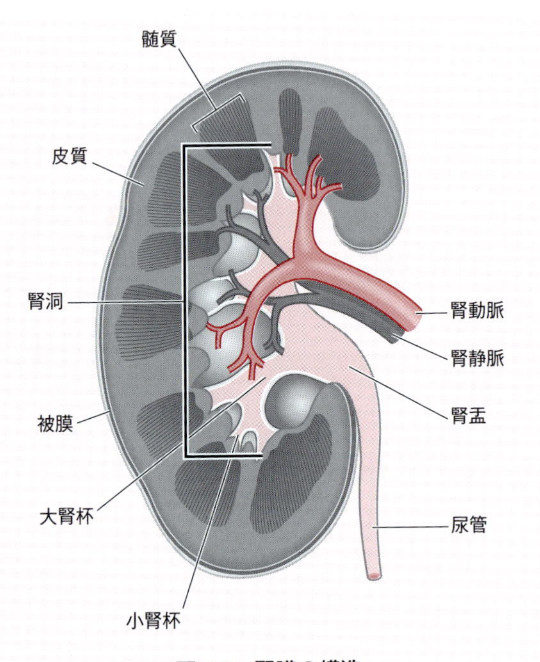

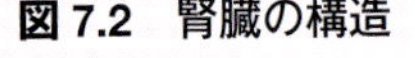
図 7.2　腎臓の構造

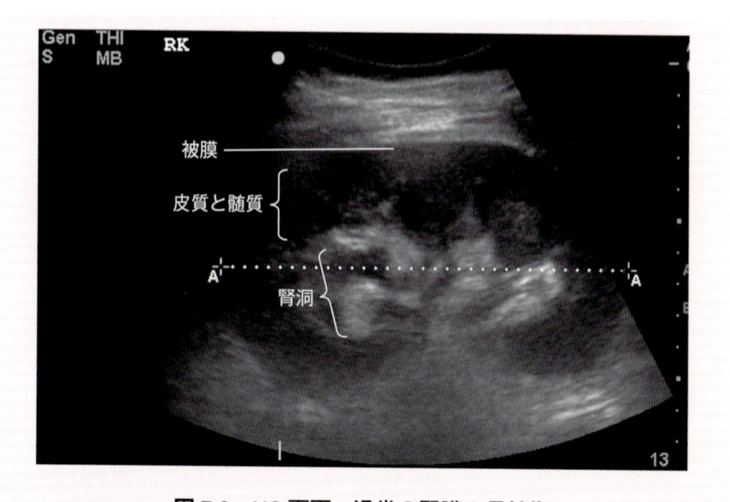

図 7.3　US 画面：通常の腎臓の長軸像
高輝度エコーが被膜，低エコーが皮質および髄質，さらに内側に高エコーの腎洞が描出されている．

腎臓の大きさはどれくらいか

腎不全では腎臓の構造と外見が鑑別診断に有用な場合がある．例えば肥大して，嚢胞状の腎臓であれば家族性多嚢胞性腎症が考えられる．両側が萎縮していれば，糸球体腎炎による慢性腎疾患が考えられる．両側比較して，腎臓の大きさが著明に違っていれば，腎血管病変や逆行性の腎症が考えられる．

水腎症があるか（図 7.7 および図 7.8 参照）

水腎症は尿の流出路狭窄による腎盂や腎杯の拡張と定義される．腎盂の最小径が 10mm，17mm，20mm と諸説があり定まっていない．診断基準は年齢や妊娠しているかどうかで変わる．そのため多くの放射線科医は明確な診断基準を定めず，多数の所見を総合的に判断している．例えば片側の腎盂と腎杯の拡張で水腎症と判断している．腎杯の拡張も重要な所見である．

腎盂が拡張していて，腎杯が正常の大きさであれば，**腎盂の過形成**であり健常人にもみられる所見である．

水腎症は多くは尿路の閉塞によるものである．急性発症の水腎があるかどうかは以下の場合に重要である．

- 尿管結石の場合
- 腎後性の腎不全を除外する場合

水腎症の偽陽性所見

- 膀胱が充満していて両側の腎盂の拡大がある．
- 妊娠している．
- 腎盂の過形成では拡張しているようにみえるが，腎杯は正常である．
- 嚢胞：集合管と連続していないことで判別するが描出するのに技術がいる．

水腎症の偽陰性所見

- 脱水状態の患者

水腎症が慢性か急性か

腎臓の皮質が菲薄化し，腎臓が萎縮していれば水腎症が慢性のものと判断できる．

腎盂腎炎かどうか

腎盂腎炎は臨床診断である．さらに腎盂腎炎の患者においてはUS所見は正常を呈することが多い．そのためUSは腎盂腎炎を除外するのに使えない．

だが以下の所見がみられるときには鑑別に有用(**図 7.4**)．

- 腎臓の腫大.
- 周囲の液体貯留：CTでも同様の所見がみられる．
- エコー輝度の異常：高エコーなら腎浮腫や膿瘍を考える．低エコーなら血腫を考える．
- 腎皮質と腎髄質の境界不明瞭.
- 局所的に血流が落ちている(ドップラーを用いる)．

腎臓や尿管に結石がみられるか

USでは結石は高輝度となり，後ろにアコースティックシャドウを引く．結石は腎盂に描出され，(サンゴ状結石など)症状を訴える場合もあれば偶然にみつかる場合もある．

結石の偽陽性所見

- 石灰化した血管

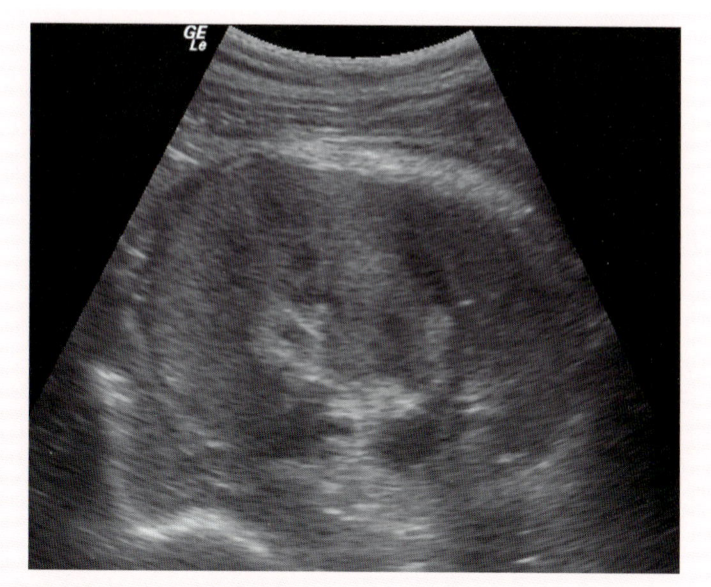

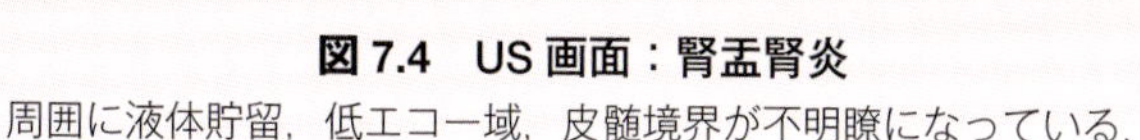

図 7.4　US 画面：腎盂腎炎
周囲に液体貯留，低エコー域，皮髄境界が不明瞭になっている．

結石の偽陰性所見

- US で確認できないくらい小さい

尿道カテーテルの位置が正しいかどうか

第 10 章『エコーガイド下穿刺』で後述するが，US では尿道カテーテルが正しく入っているかどうかは確実に判定できる．

エコーではわからないこと

- 尿管にある結石は**除外することができない**．US では尿管が膀胱に到達するすべてを把握できない．そのため尿管結石を除外するために US 所見だけでは不十分である．
- 腎機能を調べることはできない．だが腎臓が萎縮していれば，慢性腎障害があるものと考えることができる．

方法と画像

患者の体位は仰臥位にして，FAST と同じモードを選択する．側臥位がよく使われる(第 4 章『FAST と EFAST』を参照)．

プローベの位置とランドマーク

1. **右腎の観察プローベ**は肋骨と平行にしてもつ．中腋窩線上で観察する．音響窓として肝臓をみると，その像では右腎と肝臓と横隔膜が観察できる(図 7.4 を参照)．腎臓は斜めに位置し，上部は下部に比べて体の後方に位置する．そのためプローベの角度を調節してうまく長軸像が出るように位置を合わせる．肋骨弓が邪魔な場合は患者に深呼吸をしてもらえれば，よりきれいに描出できる．腎臓の全体がみえるように depth，焦点，ゲインを調整する．
2. 腎上極から下極の最大径を測定する(図 7.3)．
3. プローベを横向きにして，短軸像を出す．面積を測る(図 7.5)．プローベを前後に振って，全体をみるようにすると見逃しが少ない．
4. **左腎の観察**は右腎より難しい．その理由は，右腎は肝臓を超音波窓として使えるが，脾臓は超音波窓としては役立たない．また左腎は高位にある．左腎の観察では Morison 窩を観察するときよりも高い位置で後腋窩線にプローベをあてる(図 4.9 と図 4.10 参照)．患者に深呼吸をしてもらうとやりやすい．プローベを前後に振って，depth や焦点を変えながらきれいに描出できる部位を探す．
5. 右側臥位にして左傍脊柱からプローベをあてる方法でも左腎が描出しやすい(図 7.6)．
6. 左右の季肋部にプローベを直接あてて，後方で観察する方法もある．腸管ガスで見にくい可能性がある．
7. 水腎症は，黒く，尿管と連続する腎盂内の無エコー域として描出される(図 7.7)．中等度の水腎であれば微妙なときもあるが，黒く，低エコーな領域が通常の腎洞内に観察されたら，水腎を疑うべきである．
8. 前後径を計測して，両側を比較する．左右差が 10mm 以上あれば水腎症の可能性が高い(図 7.8)(両側の水腎症の可能性もある)．
9. 腎杯が拡張しているかどうかを確認する．拡張していれば水腎症は確実である(図 7.8，図 7.9)．
10. 嚢胞と水腎症の鑑別が難しいときがある．嚢胞は低エコー域であるが，

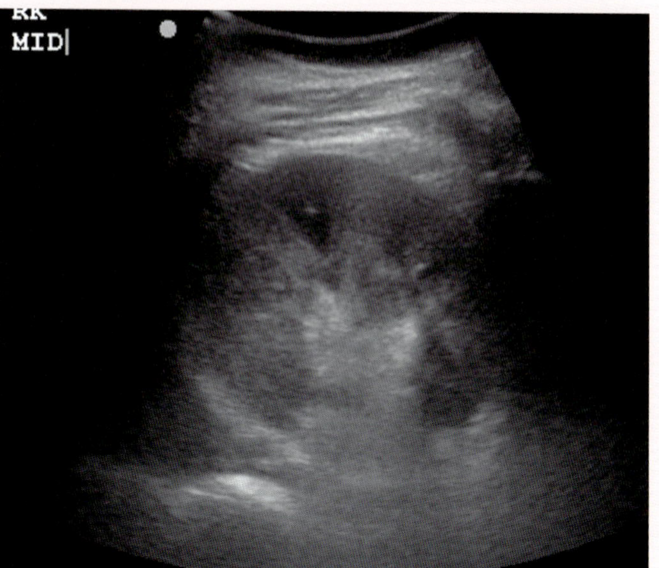

図 7.5　US 画面：図 7.3 の像を短軸にしたもの

皮質にみられることが多く，集合管ではまれである．腎盂には連続しない．嚢胞は悪性でも良性でもよくみられる．多発する嚢胞は，多嚢胞性腎症や加齢に伴う多発嚢胞症を考える（図 7.9）．

11. 結石は，US でみると高輝度であり，後ろにアコースティックシャドウを引く．
12. 膀胱：FAST のときと同じように（**第 4 章**）プローベを骨盤側に傾ける．2 方向で確認してすみずみまで観察する．
13. 尿管流：尿管から膀胱に流れが確認できる．それが確認できれば尿管疝痛を否定できる．実際には，わずかな閉塞の場合には両側の尿管流が確認できる場合もある．尿管疝痛を疑う患者で患側で尿管流がみられない場合は診断の大きな根拠となる．

尿管流の見方

- 尿管の根部を描出する．

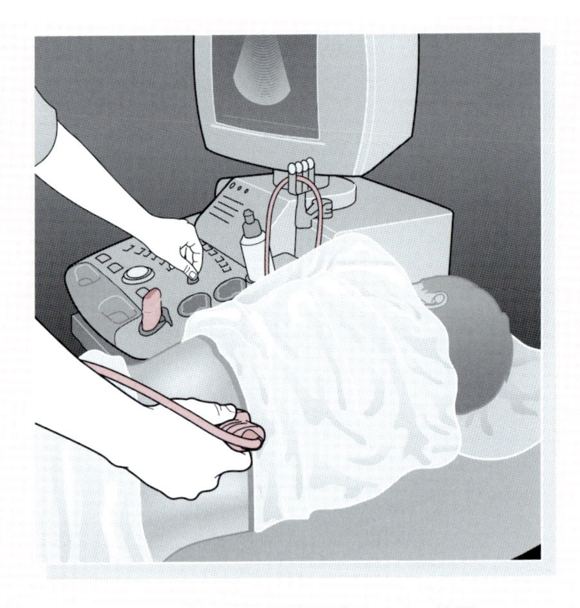

図 7.6　左腎描出時のプローベの位置
患者を右側臥位にして左腎を観察できるようにプローベをあてている.

- カラードップラーを使用する.
- 両側を丁寧に観察する.
- 1 分以上観察する.

ちょっとしたコツ

- 重篤な症状である AAA などを尿管疝痛と誤診しない(**第 3 章**『腹部大動脈』を参照).
- 左腎は思ったよりも後方にある.
- 呼吸に合わせて観察すると肋骨を避けることができる.
- 必要なら，肋間から観察する.
- 腎臓が同定できなければ，一度近位部までプローベを移動させて横隔膜を描出する．その後に尾側に移動させて描出する.

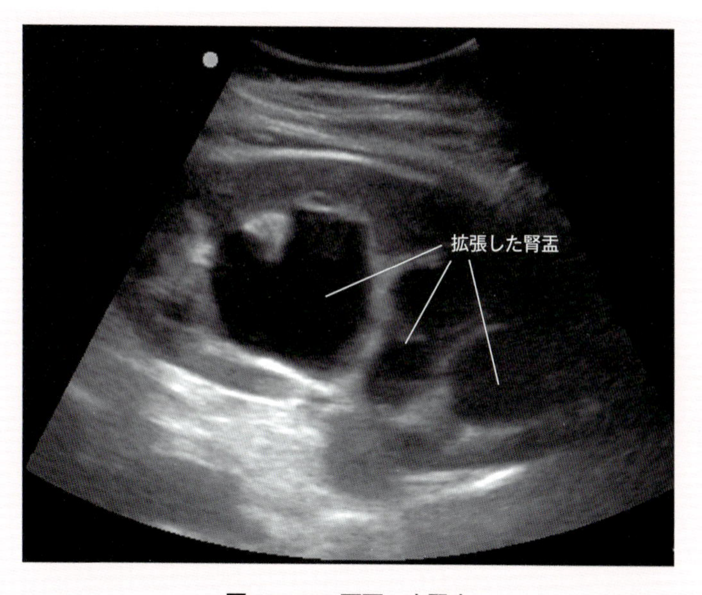

図 7.7　US 画面：水腎症

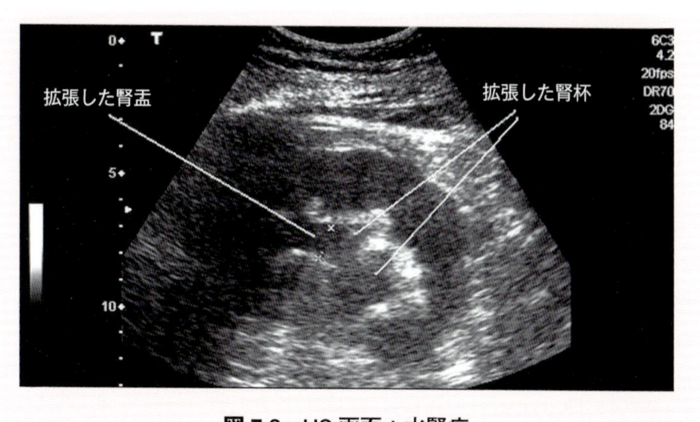

図 7.8　US 画面：水腎症
腎盂の幅を測定している.

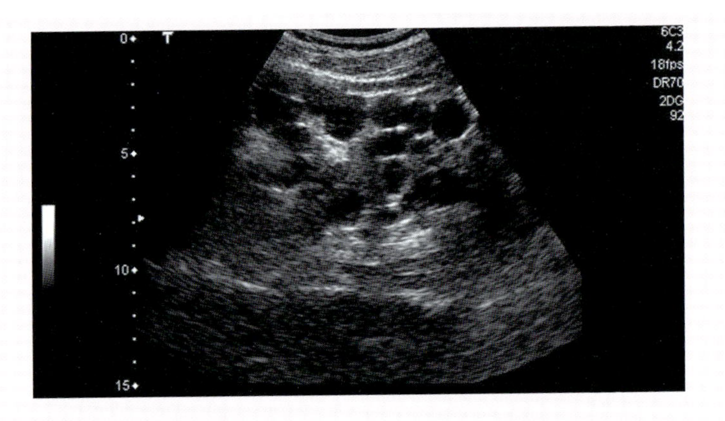

図 7.9　US 画面：腎臓に多発する嚢胞

- それでも通常の像が描出できなければ，馬蹄腎や腎欠損などの先天異常を考える．
- 移植後の腎臓は通常よりも体表側に位置し描出しやすいはずである．
- 腎臓の面積を測定するときは，腎両極がはっきり追えないことがあるので小さく見積もらないようにする（図 7.10）．
- 両側で比較することを忘れない（例えば，腎臓の大きさを計測するとき）．
- 水腎症の**偽陽性所見**，**偽陰性所見**があることに気をつける．
- 腎盂と腎杯の拡張があれば水腎症は確実である．

注意点

- 片腎や急性腎不全のある患者で水腎症がみられた場合は泌尿器科や放射線科に依頼して速やかに解除する（腎瘻造設など）．
- 身体所見と US で腎盂腎炎が疑われるときは解除する．
- 尿管疝痛と水腎の両方がある場合は尿管結石を考える．重症度（水腎の程度）合併症（感染の有無や腎障害）を評価して泌尿器科にコンサルト．
- 尿管疝痛があり**水腎がない**場合は CT などで尿管結石の検索を考慮する．
- 尿閉の身体所見があり，US で膀胱が拡張していれば，尿道カテーテルを挿入する．

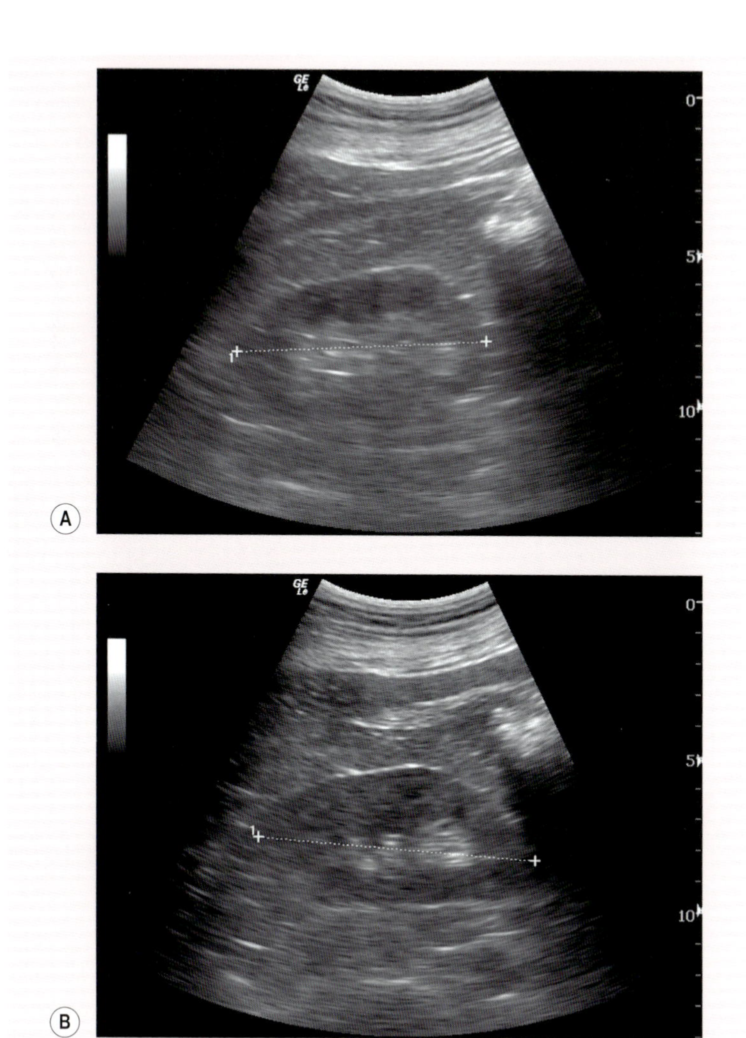

図 7.10 US 画面：腎臓の大きさの評価

(A)不正確に評価している．長軸に合わせられていない．(B)同じ腎臓でより正確に評価をしている．それでも上極は描出不良．

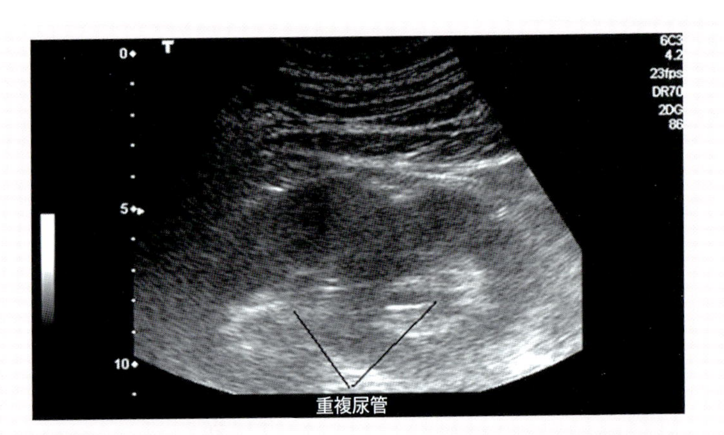

図 7.11　US 画面：集合管の図

- 描出困難な場合，ほかの臓器検索の場合と同様に CT を考慮する（多嚢胞腎や集合管（図 7.11），膀胱内の腫瘤や壁肥厚，尿管流がみえるかどうか）．

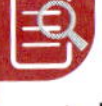

まとめ

- ➡ 腎臓と膀胱の US は素早くできて，安全かつ容易に行える．
- ➡ US で不十分な場合は検査技師による US を依頼する．
- ➡ 尿管疝痛を訴える患者ではほかの致死的疾患（AAA など）の可能性を必ず考慮に入れる．

8 胆嚢と総胆管

Justin Bowra

はじめに

胆嚢結石症は頻度が高く，重症度もさまざまである．胆嚢と総胆管のエコー(Ultrasound：US)はFAST(Focused Assessment with Sonography in Trauma)を行っている救急医にとっては学びやすいといえる．

なぜエコーを使うのか

以下の疾患の検出感度が高い．

- 胆嚢結石
- 急性胆嚢炎
- 総胆管の拡張

解剖

胆嚢はおよそ50mLほどの容積がある．肝臓の胆嚢床にあり，肝右葉と方形葉の間に位置する．胆嚢は頸部，体部，底部からからなる．

大きさは人によりさまざまだが，短軸で径が4cm以上あり，腎臓よりも大きければ拡張していると考えられる．胆嚢の拡張は胆嚢結石を強く疑う所見である．

胆嚢底部は肝臓に接している(肋骨と右腹直筋鞘の交点あたり)．実際には胆嚢底部の位置と形は，大きさや患者の体格によって変わってくる(図8.1)．胆嚢体部は胆嚢床と連続しており，胆嚢頸部に向かうにつれて細くなる．胆嚢頸部は胆嚢管に合流する．胆嚢頸部は多くの場合は門脈の左右分岐部の近傍にある．

胆管の分岐のなかで，胆嚢管の長さは2～3cm(人によってさまざま)で通常径は2mm以下である．総肝管(左右の肝管の合流したもの)と合流して総

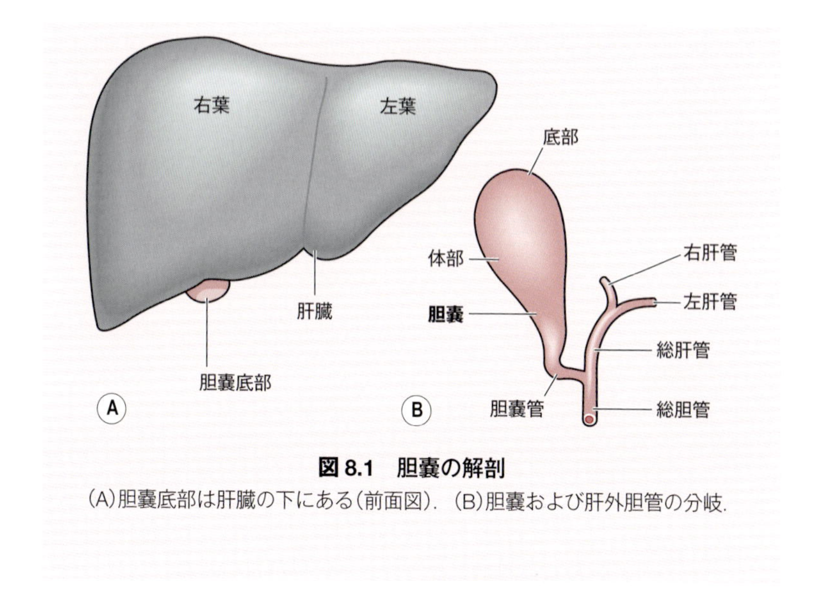

図 8.1　胆嚢の解剖
(A)胆嚢底部は肝臓の下にある(前面図).(B)胆嚢および肝外胆管の分岐.

胆管を形成する．総胆管の径は通常 6mm 以下である．総胆管は肝十二指腸靱帯内を下行し，門脈の前面，肝動脈の右側を走行する．Vater 乳頭で膵管と合流し，十二指腸に開口する．US では総胆管は，胆嚢床から門脈にかけてエコー上高輝度線にみえる major(main)lobar fissure に沿って追いかけて観察するとよくみえる．門脈の前面を走行するのが総胆管である．

救急エコーでわかること

- 胆嚢内に結石があるか？　結石は高輝度エコーを呈し，後ろにアコースティックシャドウを伴う．
- 偽陰性所見：小さい結石(5mm 以下)はシャドウを伴わないこともある．
- 偽陽性所見：十二指腸内のエアーがより不鮮明なシャドウを呈し，結石と誤認するときがある．
- 胆嚢に炎症があるか？　急性胆嚢炎は胆嚢結石の胆嚢頸部や胆嚢管への嵌頓が原因となる．胆嚢炎は特異的な所見がなく，多くの所見を総合して診断する．

- 身体所見（発熱，右季肋部痛，叩打痛）
- sonographic Murphy サイン（下記参照）
- 結石の嵌頓：一部の例外を除き，胆嚢炎では結石があることがほとんどである．胆嚢管に嵌頓している場合は US での観察は困難．無石胆嚢炎は頻度は低いものの予後不良
- 胆嚢壁の 3mm 以上の肥厚
- 胆嚢周囲の液体貯留

- 総胆管は拡張しているか？　患者に胆管炎の症状があるとき，あるいは黄疸があるときには重要である．US で総胆管に嵌頓している結石を検索することは困難だが，総胆管を描出することは門脈の前面を走行するので容易である．
- 総胆管に結石があるか？　US の上手な人が偶然みつける場合はあるかもしれない．総胆管の拡張があることで総胆管結石の存在を考える．ただ，ほかにも総胆管の拡張をきたす疾患があることは忘れてはならない（腫瘍による圧排など）．

救急エコーではわからないこと

- 胆嚢結石を否定できるか？　小さな胆嚢結石を完全に除外するにはいろいろな角度から検索する必要がある．しかし救急医にとって，無症候性の小さい胆嚢結石は臨床的に問題にはならない．
- 総胆管結石を否定できるか？　総胆管の走行をすべて US で確認するのは困難である（特に遠位部）．
- そのほかの肝内胆管や肝実質の病変．救急 US は肝胆道エコーの代用にはならない．例えば，肝臓はいくつかの葉に分かれていてそれぞれを確認するには経験が必要である．胆管は血管と束になっている管腔構造なので，経験とドップラーがあれば肝内胆管を同定することは確実に可能である．

警告

- **肝実質，肝内胆管，膵臓，そのほかの構造を含む上腹部の精密 US は難しい．救急 US では胆嚢と総胆管だけ確認できればよい．**

方法と画像

患者の体位，プローベとスキャン設定

- FAST と同様(**第 4 章**『FAST と EFAST』を参照).
- 仰臥位が患者にとって一番楽だが，可能であれば心エコーのときと同様に左側臥位にして最大吸気で観察するのがよい(**第 6 章**『的を絞った心エコーによる循環血漿量の評価』を参照). こうすれば胆嚢が見にくい場合でも視野範囲に下りてきて同定できる.
- ほかの体位(右側臥位や立位など)でも胆嚢が見やすいことがある.
- 見にくい状況：胆嚢は食後に収縮するので食事直後の患者では見にくい.

プローベの位置とランドマーク

1. 救急超音波技師は長軸像で中腋窩線上，肋骨縁や肋骨弓下にプローベをあてることがほとんどである(FAST を施行するときと同様). このあて方ならランドマークとして右腎臓，肝臓，横隔膜(高輝度エコー)がみえる(**第 4 章**『FAST と EFAST』). ほかには肋間からあてたり，呼吸に合わせて観察するのも有用である.
2. プローベを肋骨弓の中央にあて，外側下方にずらしながら肋骨縁まで見上げるようにして角度をつけていくのが一番見やすい(**図 8.2**)この方法で胆嚢がすぐに同定でき，sonographic Murphy サインを確認できる. また以下に述べるように総胆管の確認もすることができる.
3. 胆嚢は肝臓の下に液体が貯留した，境界明瞭な構造物である(**図 8.3**). 焦点深度を調節すれば画面に大きく描出できる. 短軸にしたり US の角度や位置を変えながら観察する. 小さな構造物を見逃さないためにできるだけ詳細に観察する.
4. 描出しているものが胆嚢かどうか？　液体貯留している構造物が実際に胆嚢か(あるいはループしている腸管かどうか)は 2 方向から US をあてて確認する. 胆嚢が頸部に向かって細くなっていくか，結石があるか，蠕動運動がないかを確認する.
5. 胆嚢結石はきわめて小さい場合(5mm 未満)を除いて超音波をよく反射し，後ろにアコースティックシャドウを伴う(**図 8.3**，**図 8.4**). 患者を左側臥位にすれば結石が移動することを確認できる. シャドウを伴わないものは胆泥の可能性が高い(**図 8.5**).
6. 胆嚢結石の嵌頓を確認するためには，2 つ以上の体位で観察する(側臥位など). 嵌頓した結石は重力によって動くことはない.

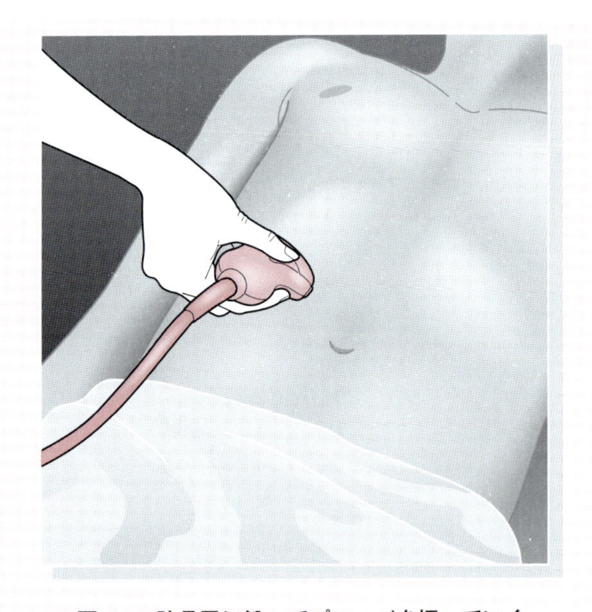

図 8.2　肋骨弓に沿ってプローベを振っていく

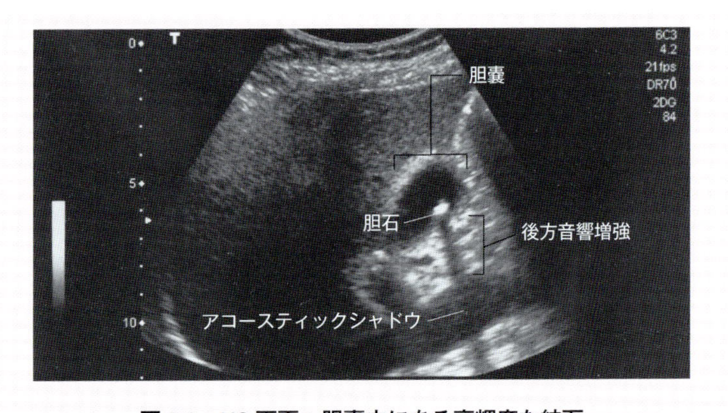

図 8.3　US 画面：胆嚢内にある高輝度な結石
後方にはアコースティックシャドウを引いている.

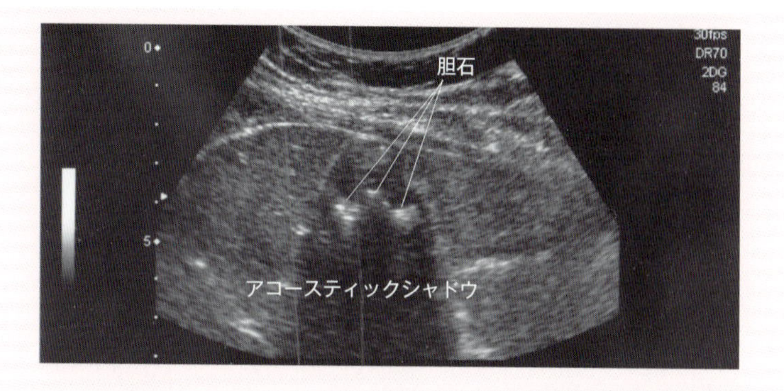

図 8.4　US 画面：多数の結石が胆嚢内に確認できる

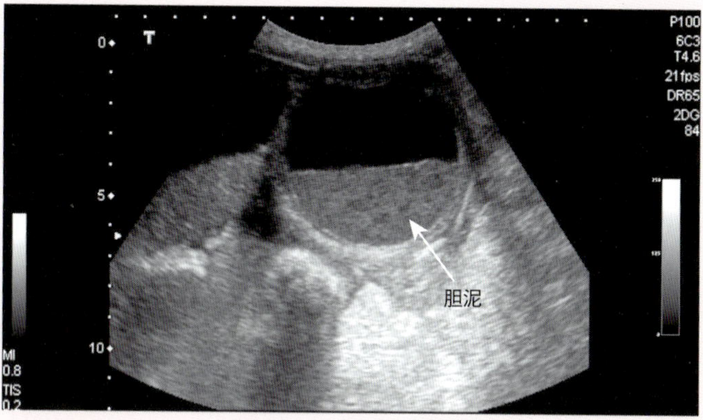

図 8.5　US 画面：胆泥
Dr. Rob Reardon のご厚意による.

7. sonographic Murphy サイン：胆嚢床がある肋骨の部位にプローベをあて，圧迫する．もし患者の腹痛が増悪すればそれが胆嚢由来である可能性はきわめて高い.
8. 胆嚢壁について
   - 壁の厚さ：通常は 3mm 以下である．壁肥厚している場合は 2 つの高

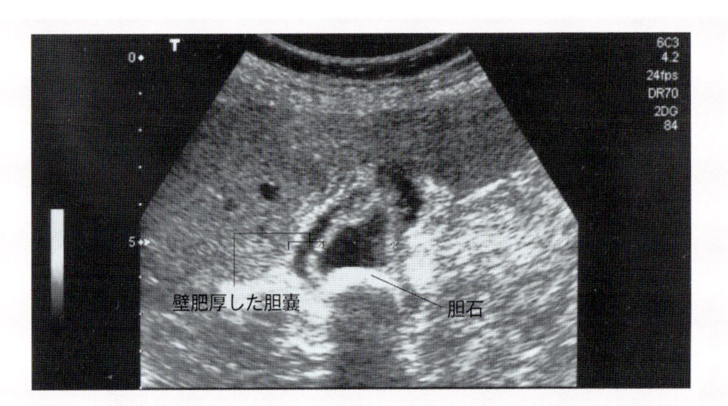

図 8.6　US 画面：急性胆嚢炎と嵌頓した結石（短軸像）
胆嚢の壁肥厚がみられ，限局性の液体貯留もみられる．

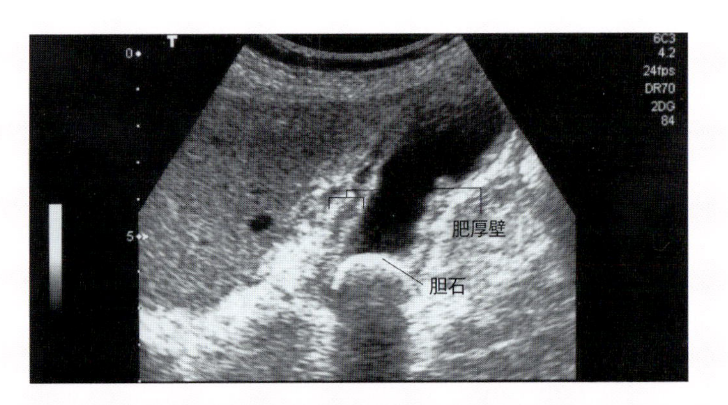

図 8.7　US 画面：図 8.6 と同じ患者の長軸像
肝臓や周囲の液体により図 8.6 と比較するとアコースティックシャドウが減弱していることがわかる．ゲインを調節すればよりはっきり確認できる．

エコーの線とその間に低エコー領域が確認できる（図 8.6，図 8.7）．この所見は炎症や浮腫を示しているが，ほかの疾患（うっ血性心不全や敗血症）でもみられる．胆嚢が収縮していれば健常人でも肥厚しているようにみえるので，救急の場面以外では留意しておく必要がある．

- 胆嚢壁全体の肥厚(腫瘍など)や石灰化はさまざまな疾患でみられる．胆嚢ポリープは所見がないことが多い．小さいこと，多発していること，壁と連続していること，シャドウを引かないことなどから結石と鑑別をする．

9. 胆嚢の内腔にエアーが存在する：気腫性胆嚢炎は頻度は低いが外科手術となりうる緊急疾患である．エアーは高エコーだがシャドウを引かない．壁内のエアーは石灰化と紛らわしい．
10. 胆嚢周囲の遊離の液体：胆嚢周囲に限局した液体貯留は急性胆嚢炎(特に破裂を伴う胆嚢炎)の際にみられるが，急性膵炎などのほかの疾患でもみられる所見である．
11. 総胆管：肝門部で門脈の全面を走行するので，その部位にプローベをあてると見やすく径の測定もしやすい．
    - まず門脈を同定する：肋骨下にプローベをあて，角度を腋窩と臍を結んだ線に沿って変えていく(図 8.8)．
    - 患者に最大吸気位をとってもらうと，より見やすくなり，ドップラーもアーチファクトなしで観察できる．

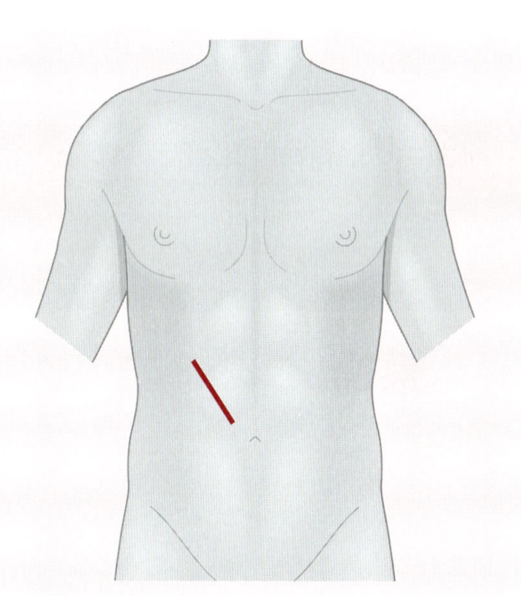

図 8.8　総胆管をみるときのプローベの位置

- Glisson 脈管から胆嚢頸部を同定する．門脈は下大静脈（Inferior Vena Cava：IVC）の前面にあり，大きく壁も高エコーを示すので同定しやすい．総胆管は静脈に沿って走行している．径は小さく，壁は高エコーになっている．右肝動脈がこれらの構造と交わるのでドップラーをあてると血管と区別できる（図 8.9）．
- 総胆管の径が最も大きくなる部位で測定する．理想的には肝動脈が門脈および総胆管と交差する部位である．径が 6mm より大きければ総胆管の拡張があると判断する．総胆管の拡張は胆嚢摘除後でもみられる．

ちょっとしたコツ

- 食事していない状態が一番胆嚢が見やすい．食事直後の患者では胆嚢壁肥厚が生理的にみられることに留意する．
- 患者左側臥位であれば，最大吸気位でよりよい像が得られる．

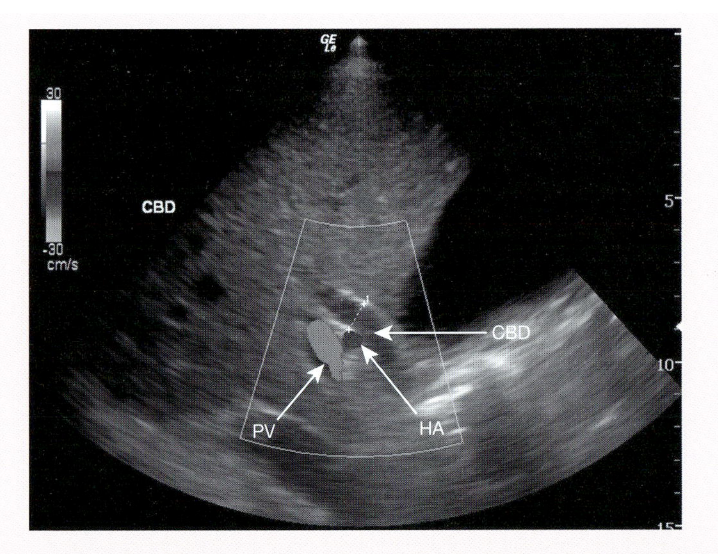

図 8.9　US 画面：門脈（PV）と，肝動脈（HA）と総胆管（CBD）
ドップラーでは門脈と肝動脈にフローがある．

- 先天的な奇形(重複など)はほとんどない.
- 2つ以上の像や方向, 体位で観察すると胆囊を十分に確認できる.
- 胆石自体は胆囊炎の証拠ではない. 無症候性の胆石はよくみられる.
- 同様に胆囊の壁肥厚も胆囊炎以外でもみられる所見である(以下の場合など).
  - 食事直後
  - 腹水
  - 全身の浮腫(うっ血性心不全など)
  - 腫瘍(限局している場合)
- きわめて小さい結石をみつけるために
  - USの出力を下げる(USのbeamが強すぎると小さなシャドウが消えてしまう)
  - 振幅数を上げる
  - コンパウンドを切る
- 救急外来で総胆管内に嵌頓した結石をみつけるのは難しい. そのためほかの身体所見やUS所見から推測していく.
- ときどき, 胆囊内が胆石で埋め尽くされている場合がある. 胆囊内部の液体貯留がシャドウのせいでみえない. そのときは2つの平行線がシャドウとともに観察される. wall-echo shadowの所見でありプローベに近い高エコーの線は胆囊壁でより深い部位にあるのが胆石の部分である. 多数の胆石があるときは不整にみえる(図8.10).
- wall-echo shadowは一見すると腸管のループにみえるが, 実際には胆囊炎の所見として重要な所見である.
- 胆囊がよくみえないとき, つまり胆囊壁の全体の肥厚や石灰化などの所見がある場合には精密USやCTなどでの精査が必要である.

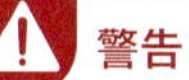

- 胆囊炎は身体所見(例えばsonographic Murphyサイン)とUS所見(胆石, 胆囊の壁肥厚, 周囲の液体貯留)を組み合わせることで診断する.

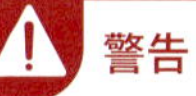

- 胆石は偶然みつかる場合も多い. 結石だけで胆囊炎や胆石痛発作があるものと考えない.

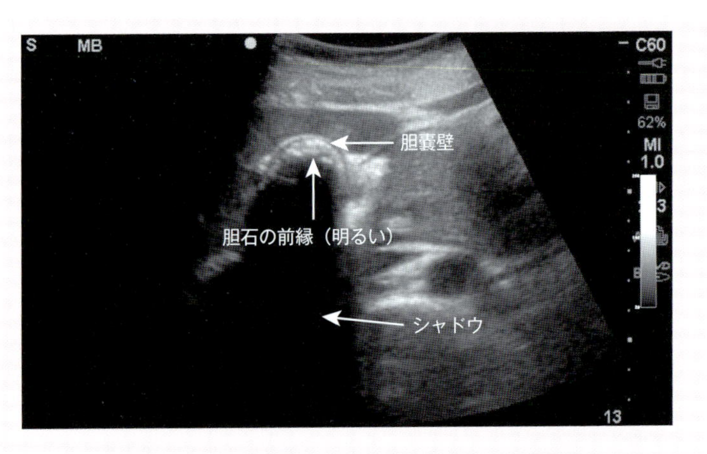

図 8.10　US 画面：wall-echo shadow の所見
Dr. Rob Reardon のご厚意による.

注意点

- 急性胆囊炎，胆管拡張を伴う胆管炎と診断したらすぐに抗菌薬投与を行い，外科医にもコンサルトする.
- 胆石や胆管結石があれば，外科医と相談する.
- 胆道系疾患を示唆する所見や sonographic Murphy サインがない場合はほかの疾患を考える.
- 十分に検索できない場合，胆道系の評価，結石の観察が困難な場合，精密 US を考慮する.

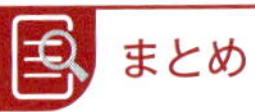
まとめ

- ➡ 胆囊エコーは迅速かつ簡単に行うことができる.
- ➡ 総胆管の描出は少し難しく，技術と経験が必要である.
- ➡ US は胆石，胆囊炎，総胆管の拡張に対する感度が高い.
- ➡ 救急 US は精密超音波の代わりにはならない.
- ➡ 胆囊が観察できない場合，つまり壁全体の肥厚や石灰化などの異常所見がある場合は精密 US を考慮する.

9 妊娠早期のエコー

Sabrina Kuah, Justin Bowra, Tony Joseph

はじめに

例えば，妊娠反応陽性の腹痛や無月経や腟からの出血といったような**異所性妊娠**(Ectopic Pregnancy：EP)の徴候は，自然流産や破裂した黄体嚢胞のような妊娠早期の合併症，急性虫垂炎のような無関係の病気と区別することは難しい．同様に破裂していない早期の異所性妊娠では，特に検査結果に異常は指摘されない．エコー(Ultrasound：US)は非侵襲的であり，もし必要であれば蘇生の間も遅滞なく実施でき，血中βHCG の量と相関性がある．連続的な US とβHCG によるフォローが疑わしい場合には必要不可欠である．

異所性妊娠

異所性妊娠は，子宮外での妊娠として定義されている．発生率は，地域によって 28 人に 1 人から 300 人に 1 人までさまざま(米国では 1,000 人に 19 人である)であり，そのうち 65%が 25～34 歳で発症している．98%は卵管，卵巣，子宮頸部，もしくは帝王切開時の手術部位にさえ生じる．

経腟エコーとβHCG による早期発見が可能になったにもかかわらず，異所性妊娠は妊娠関連の妊娠初期の妊婦の死亡原因のトップのままであり，すべての妊娠関連死亡の約 10%を占める．

異所性妊娠の危険因子は，異所性妊娠の既往(オッズ比：8.3)，卵管病変(オッズ比：3.5 ～ 25)と卵管手術の既往(オッズ比：21)が挙げられる．

異所性妊娠の 2～3%は卵管間質部妊娠である．これらの場合では，異所性妊娠は子宮壁を横断するように卵管の間質部に位置し，胎嚢の大部分は子宮腔の外に位置している．これらの妊娠の死亡率は後(8～16 週)に破裂した場合ほかの卵管妊娠の死亡率(2%)の 2 倍である．

異所正所同時妊娠(子宮内妊娠と子宮外妊娠が同時に存在するものと定義

される)はまれであり，自然妊娠では3万人に1人，生殖補助医療を受けた場合は100人に1人から3,000人に1人の割合である．

なぜエコーを使うのか

ベッドサイドにおけるUSは安全で患者の蘇生を中断することなしに施行することが可能である．経腹と経腟の2つの方法が使われる．経腟エコーはより正確で骨盤の構造物のよりよい解像度を得ることができる(図9.1～図9.3)．経腹エコーと違って膀胱を満たす必要がない．しかしながら，経腟エコーは侵襲的で患者の同意を必要とし，経腹エコーよりも体力を消耗させる．それゆえに本書の範囲外とする．

経腟エコーより経腹エコーが優れている点の1つは腹部と上部骨盤の評価能力である．高周波のトランスデューサーでは下部骨盤の可視化できる深さには制限があるので経腟エコーでは病変が見逃されるかもしれない．

救急医によって施行される経腹エコーは精密なUSには置き換えられない．それは初期妊娠を評価するために即座に施行できる方法である．例えば，明

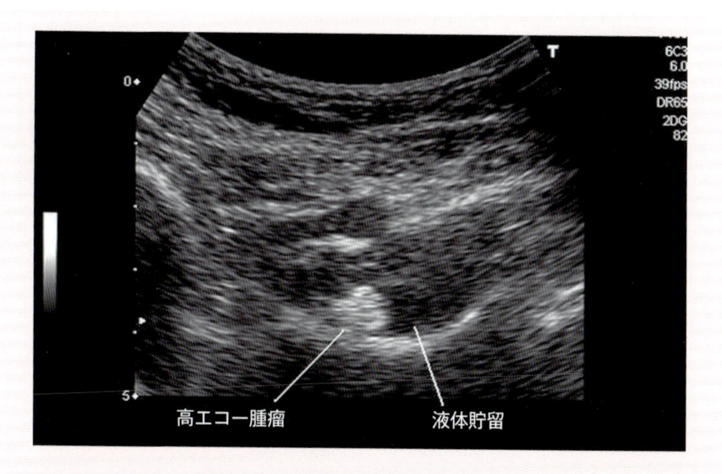

図9.1 US画面：右の付属器腫瘤
経腹エコーの画像.

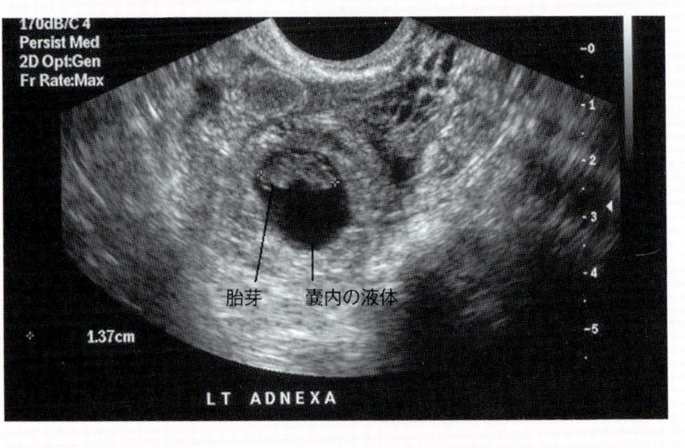

図 9.2　US 画面：異所性妊娠
経腟エコーの画像.

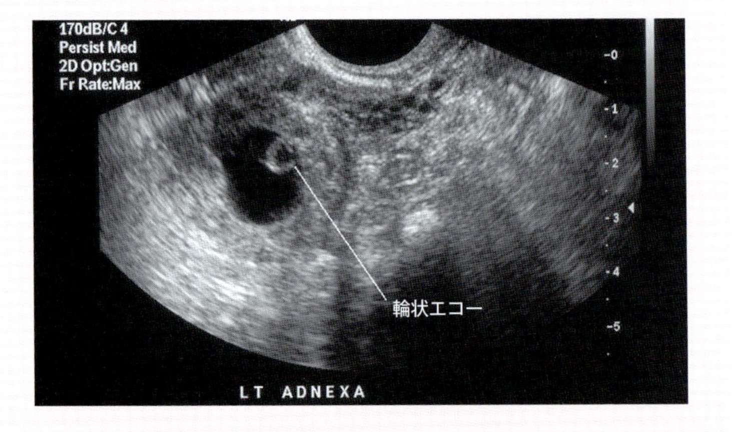

図 9.3　US 画面：卵黄嚢のある異所性妊娠
経腟エコーの画像．子宮の外側にみえる.

白な子宮内妊娠を確認するために使われる．異所正所同時妊娠であった場合でも，USで生きている子宮内妊娠を確認されている安定した合併症のない患者は，正確なフォローアップがなされるなら帰宅も考慮される．

逆にUSでははっきりわからない患者(例えば子宮内妊娠かどうかはっきりしない場合)は，すべて婦人科へのコンサルトを必要とする．

USに習熟した救急医は，子宮内妊娠の存在を確実に診断することができるとする報告がある．こういった条件で施行されたUSでは，救急外来滞在時間を2時間まで短縮させることも報告されている．USに習熟した救急医が救急外来からの帰宅可能と判断した患者を選ぶ前にスクリーニングのUSを施行すると，異所性妊娠の見逃しが大幅に減少したという結果が得られた．

救急エコーでわかること

- 異所性妊娠があるか．ほとんどの異所性妊娠では卵黄嚢または胎芽を含む子宮外の胎嚢を証明することはできないだろう．しかしながら，子宮内が空の患者で付属器の腫瘤がみられたり，βHCGの上昇を認める場合は，おそらく異所性妊娠だろう．
- 液体貯留があるか．USではDouglas窩の液体貯留の有無を検出することが可能であり，それは異所性妊娠からの出血，血腫もしくは破裂した嚢胞によるものかもしれない．仰臥位の患者で，液体貯留はMorison窩や脾腎境界にも認められるので多くの救急医は評価にFAST(Focus Assessment with Sonography in Trauma)を含める(**第4章**『FASTとEFAST』参照)．
- 子宮内は空か．子宮内が空にもかかわらず，妊娠反応陽性の女性は高確率で異所性妊娠が示唆される．
- 子宮内妊娠があるか．異所正所同時妊娠(生殖補助医療時に生じうる)のまれな場合を除いて，子宮内妊娠は異所性妊娠を除外しうる．
- 胎児心拍があるか．2次元画像で“揺らぎ(flicker)”として胎児心拍を検出することは容易である．
- 胎児心拍数とは何か．これはMモードを使って評価される(**124, 125頁**参照)．

救急エコーではわからないこと

- その子宮内妊娠は正常か？　公式な超音波技師に“正常妊娠”のようなコメントを残したとしても，真の胎嚢の存在，胎芽や胎児心拍の存在が予後を保証する(**表9.1**)．

表 9.1　通常の妊娠での経腹エコーの所見

約 5 週，βHCG＞1,800IU	胎嚢（卵黄嚢を含む）．通常の子宮内妊娠では 7 週までに卵黄嚢がみられる
7 週	胎芽（平均胎嚢径は 25mm より大きいときみられる）胎芽は 8 週までにみられる
7 週	胎児心拍（もし経腹エコーで胎芽がみられるなら，いつも心臓の動きを観察できる）
示されている時期は推定にすぎず，患者の体型や機器の質や術者の技術によりさまざまであることに注意する．すべての所見は経腟エコーでより早期にみられる．最終月経から計算される妊娠週数は間違っている可能性もあることに注意する！	

- 妊娠期間はどの時点か．頭殿長のような計測を使っても妊娠週数を推定することはできるがほとんどの救急医（われわれも含む）には専門医に委ねることを勧める．
- もし子宮内妊娠を認める場合，異所性妊娠は完全に除外できるか．いつもそうとはかぎらない．例えば，**子宮間質部妊娠**は少しずれているところに位置している子宮内妊娠と区別するのは難しい．そのようなときは胎嚢や子宮筋の薄い副角の低輝度の腫瘤を探す．低輝度の“間質ライン”は子宮腔から副角の胎嚢まで伸びているようにみえる．もし疑わしい場合は精密な US を準備する．

βHCG の役割

生存能力のある子宮内妊娠と異所性妊娠を区別するすべての血液検査値のなかで βHCG は最も有用である．妊娠があれば月経の遅れに先立って βHCG が検出され，妊娠の消滅後も数週にわたって上昇したままとなる．

血清の βHCG を評価するとき次のことを考慮に入れることが重要である．

- 絶対値：ほとんどの明らかな子宮内妊娠は βHCG＞1,500IU/L で経腟エコーにおいて可視化でき，βHCG＞1,800IU/L で経腹エコーにおいて検出しうる．それゆえに βHCG＞1,800IU/L で子宮内が空なら異所性妊娠を疑う．しかしながら，1,500IU/L 未満では“異所性妊娠がない”とか“異所性妊娠破裂の危険性がない”と解釈することはできない．

警告

- βHCG＜1,500IU/L では US で異所性妊娠は除外できない．

- βHCGが上昇しているのか低下しているのか：例えば上記(βHCG<1,500IU/Lで子宮内が空)の場合で，もし安定しており妊娠を望んでいるなら，産婦人科チームはβHCGを繰り返し計測し2日以内に経腟エコーを行うことを選択するだろう．βHCGの低下は妊娠の失敗(目にみえない子宮内妊娠，卵管流産，自然に消滅した異所性妊娠)を意味する．
- 減少速度：βHCGの低下速度は完成した流産より異所性妊娠のほうが**より遅い**．それゆえにUSで妊娠を確認できない場合で48時間以内に50%以上低下するなら異所性妊娠の可能性はごくわずかであり流産の可能性が高い．
- 上昇速度：成長可能な子宮内妊娠ではβHCGが10万に達する40日までに平均1.4～2.1日ごとに2倍になる．これは異所性妊娠の一部でも認められるが，異所性妊娠患者の大部分のβHCGの上昇はもっと緩やかである．それゆえにもしβHCGが72時間を超えても**2倍**にならず，経腟エコーで子宮のなかが空だった場合，その妊娠は着床の位置にかかわらず生存することはできず，異所性妊娠に対する適切な治療を開始しなければならない．
  逆にβHCGの通常の上昇を認める場合は着床部位が確認できるまで継続的な経腟エコーでのフォローが必要である．

臨床像

- 患者：妊孕性のある女性．
- 妊娠：妊孕可能な年齢の女性が妊娠したということを想定し血清βHCGを測定する．
- 痛みやショックや腟からの出血といったような古典的な特徴は存在しないかもしれない．

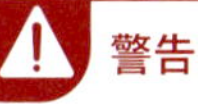
警告

- **疑わしい場合は，別の方法で証明されるまでその患者は異所性妊娠しているものと想定して対処する．**

検査の前に

- 臨床的に適応があればまずは蘇生を行う．

- 助けをよぶ：US を施行している医師は蘇生行為に加わるべきではない.
- もし患者が不安定なら，スキャンを行う前に産婦人科にコンサルトする.
- 適応があれば，血算，定量的な βHCG，血液型と不規則抗体かクロスマッチのどちらかを提出する.

経腹エコーの方法と画像

患者の体位

- 仰臥位が最も実践的である.
- もし可能であれば膀胱を満たす．膀胱を満たす時間がないのならそのままでも経腹エコーを施行することは可能だが，得られた結果の解釈はより難しいものとなる．そのような状況では経腟エコーの委託や緊急産婦人科医へのコンサルトも考慮される.
- US の前の双手診は有効である．例えば，腫瘤の位置または柔らかさは経腹エコーの助けとなる.

プローベとスキャン設定

- 多くのポータブルの US 機器は産婦人科の設定を搭載している．もし利用できない場合は標準の腹部の設定を使用する.
- 弯曲型のプローベ：2.5～5MHz の周波数のプローベが推奨されている.
- まずは B モードで始める.
- 胎児心拍を表示するときは M モードも使用するべきである.
- 標準的な位置関係：患者の右側が画面の**左側**になるようにする.
- 患者の体型に応じて depth や焦点を調整する.

プローベの位置とランドマーク

- 恥骨直上の正中にプローベを置くことから始める(**図 4.1** および**図 4.14** 参照)膀胱を同定する(**第 4 章**のように)．より深い構造物を観察するために満たされた膀胱を音響窓として利用する.
- 横方向および縦方向にスキャンすることで膀胱の後ろに横たわっている子宮を同定し，大きさや形や位置を記載する(**図 9.4**)．必要に応じて depth や焦点を変更する．妊娠している状態では子宮は壁が厚く無エコー域を伴う管腔状の筋のようにみえる．妊孕可能な女性の妊娠状態でない通常の子宮は長さ 10cm 未満，幅は 6cm 未満である．子宮筋層，子宮内膜(薄い線状高エコーにみえる)，子宮頸部を同定する.

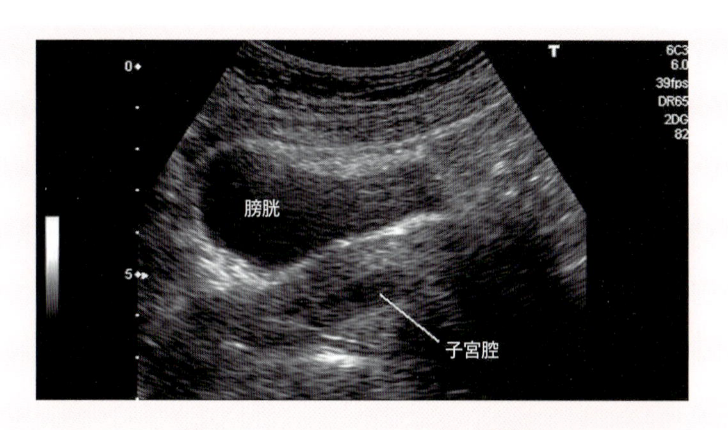

図 9.4　US 画面：空の子宮の長軸像
経腹エコーの画像．妊娠第6週で妊娠反応陽性．経腟エコーでは異所性妊娠が示唆されている．

- 子宮腔内に焦点を当てる．子宮内妊娠の証拠(卵黄嚢や胎芽や心臓の動きを伴った胎嚢)を探すために腔内を長軸，短軸にスキャンする．
- 胎児心拍数を計測するためにMモードを使う(詳細は**124，125頁**参照)．
- 次に卵形の高輝度の2つの卵巣を同定する．理想的にはmL単位で内容量を記載すべきである．しかしながら卵巣の内容量の計測は本書の範囲外とする．
- 卵巣と違って卵管は拡張していないかぎり通常は描出できない．
- 経腹エコーでは付属器は特別な構造物として描出されない．
- 液体貯留や輪状エコーや腫瘤などでDouglas窩を評価する．
- 優しくプローべを押しつけ破裂した卵黄のような卵巣の病変とそのほかの病変(輪状または腫瘤のような)とを識別するために角度を変える．病変が卵巣とは無関係に動くかどうかを観察する(これはしばしば経腟エコーで容易に描出することができる)．
- 最後に下腹部や骨盤を入念に探索する．この部位の病変は経腹エコーでは見逃されやすく下部骨盤では特に集中する必要がある．
- FASTの応用(**第4章**参照)では液体貯留は腹部のほかの場所にもみられる．生殖補助医療を受けていて腹痛の訴えのある患者の腹腔内液体貯留では卵巣過剰刺激が考えられるが，まずは異所性妊娠の破裂を疑う．

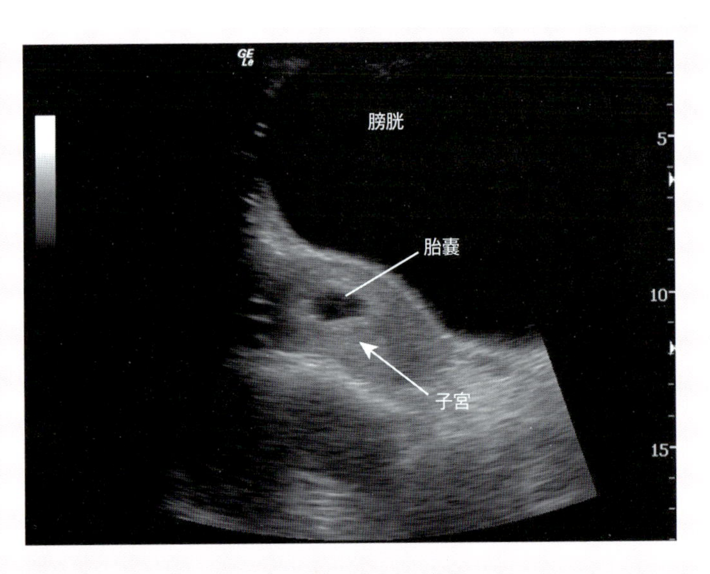

図 9.5　US 画面：胎嚢
経腹エコーの画像.

必要不可欠な画像と所見

- 通常の子宮内妊娠：通常，これは異所正所同時妊娠のような特殊な状況を除いて異所性妊娠を除外しうる．正常な子宮内妊娠は次のように描出されるべきである.
  - **真の胎嚢**(図 9.5)：これは US での妊娠を示す最初の徴候で絨毛膜の空洞(嚢そのものの)や着床している絨毛膜絨毛や結合した脱落膜(外側の高エコー領域)がみられる．最初は輪状の高エコーの小さい液体で満たされた嚢状にみえる．それが増大するとより楕円形になる．さらに最初は嚢の内部は何もみられない．それゆえに“偽性嚢”と混同されるかもしれない(以下参照).
  - **球状の卵黄嚢**は US で**最初に認められる妊娠の徴候**ととらえられている．それは胎嚢の内部にみられる最初の解剖学的構造であり平均嚢径 5mm から認められ始めるが，平均嚢径 8mm まではそのようにみられないこともある．卵黄嚢が US で初めてみられるとき，胎嚢の内側に完全な輪状高エコーとしてみられる．胎嚢の外側の高エコーと胎嚢のなかの輪状高エコー（卵黄嚢）の組み合わせは“double decidual sac sign”とよばれている（図 9.6）．

- 一方，“**偽性嚢**（偽性胎嚢）”は1層のみの高エコー層を有し，そのなかに卵黄嚢の“輪”はなく，胎芽や心臓の動きも観察されない．それは妊娠によるホルモン変化のために異所性妊娠の10～20％に認められ，特にβHCGが高い患者で内腔のデブリのために低エコー像を示す（図 9.7）．
- 6週で胎盤（卵黄嚢の端の厚い領域）は胎芽を伴ってみられ，心臓の動き（Mモード）は7週から検出可能である（図 9.8）．
- 最終的に胎児の形が認識することができるようになる（図 9.9）．
- 卵黄嚢は10週までに最大径6mmになるまで成長し続け，その間ずっと，妊娠初期の終わりにみえなくなるまで外縁に移動する．
- 胎児心拍：これは胎芽のなかに速い“揺らぎ”としてみられる．もしMモードが利用可能なら，心臓の動きを観察し胎児心拍数を計測する

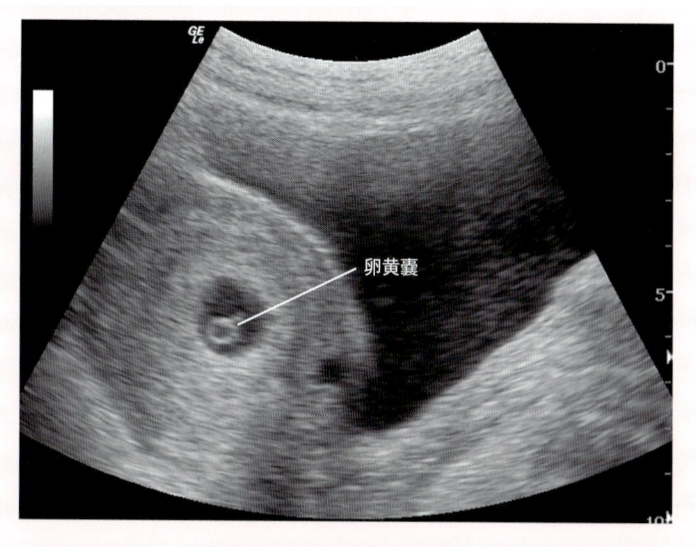

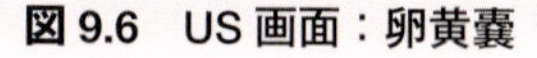
図 9.6　US 画面：卵黄嚢

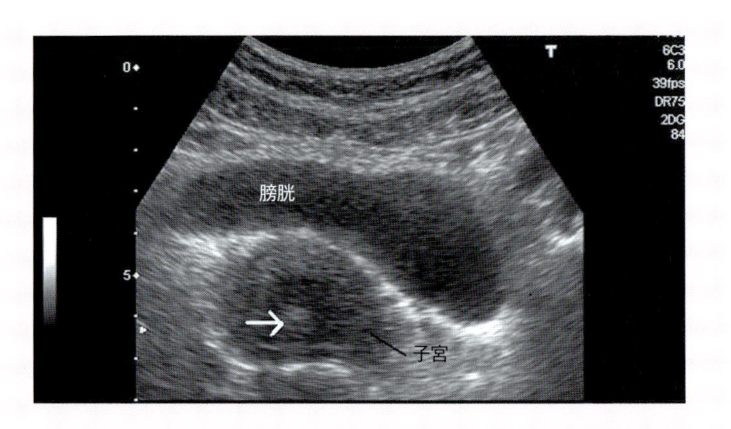

図 9.7　US 画面：偽性嚢

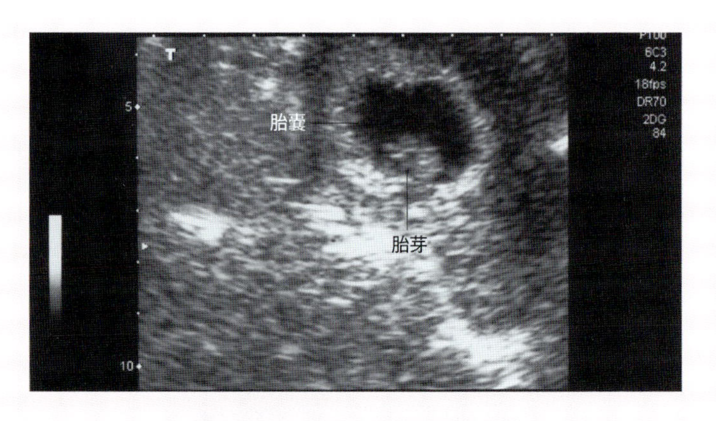

図 9.8　US 画面：胎芽／胎児心拍

ために胎芽のなかをスキャンする(図 9.10)．ほとんどのポータブル US 機器は胎児心拍数を計測するソフトウェアを搭載している．詳細は取扱説明書を参照すること．

- 胎児に対する危険性のため妊娠時のスキャンに**ドップラーは使用しない**．

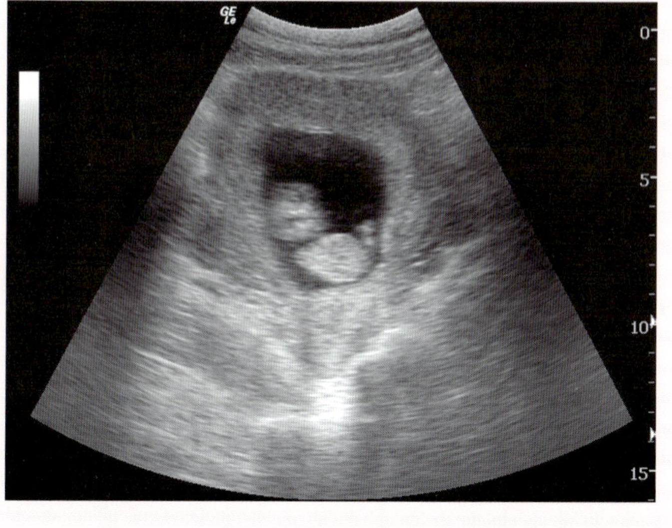

図 9.9　US 画面：妊娠を認識することができる

● 異所性妊娠の US 所見

1. 子宮の外側の心臓の動きを伴った胎芽は特徴的であるが異所性妊娠の8〜26%にしか認められない(図 9.2).
2. より共通してみられる(40〜70%)のは子宮の外側の“輪状高エコー像”である(図 9.3).
3. エコー上の付属器の腫瘤と妊娠反応陽性の組み合わせは異所性妊娠では85%の尤度比である.
4. 異所性妊娠の破裂はさまざまなエコー輝度の複雑な付属器腫瘤としてみられる.
5. **空の子宮**のみ(または偽性胎嚢)は異所性妊娠を示唆するが流産や通常の子宮内妊娠でさえも同様の所見を認めることがある(図 9.4).
6. 腹腔内出血は Douglas 窩に生じ，年齢によっては粒子状物質にみえることがある．妊娠反応陽性と腹腔内液体貯留と空の子宮の組み合わせは異所性妊娠リスクが71%である．このリスクは腹腔内液体貯留量が大量になればさらに95%まで上昇する.

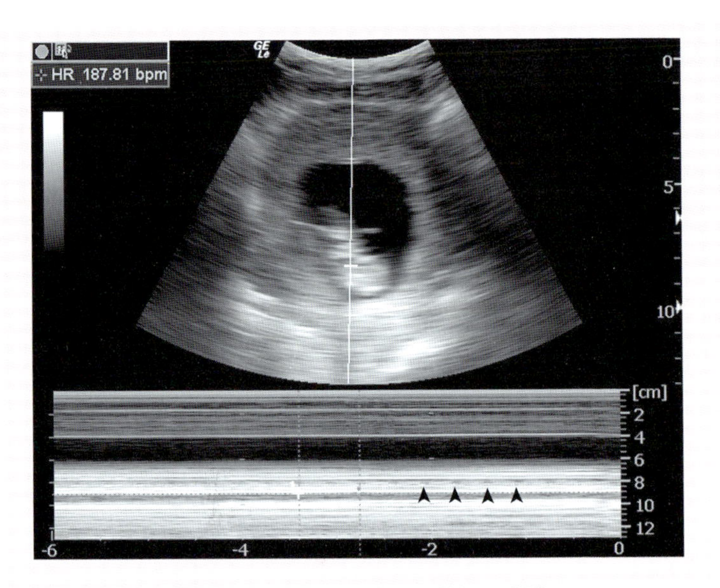

図 9.10　US 画面：胎児心拍数の計測

M モードの画像．心拍は規則的な“波”としてみえる(矢頭)．

7. エコー上の付属器の腫瘤と液体貯留の組み合わせは異所性妊娠であることがほとんどである．
8. 卵巣異所性妊娠は黄体出血や黄体嚢胞と区別がつきにくい．なぜなら双方とも卵巣とともに動くからである．もし利用可能ならカラードップラーを使用すると通常異所性妊娠を栄養している絨毛組織の周囲の豊富な血流が“炎の輪”のようにみえる．しかしながら，より小さいものでは黄体も似たようにみえることもある．
9. 子宮間質部の異所性妊娠は血管が豊富で大きくなっても成長できるときもある．最初に非対称性の子宮内妊娠のようにみえるが，実際には副角妊娠は子宮腔内にない．子宮腔から副角の胎嚢まで伸びる高エコーの“間質ライン”を探すように．
10. 同様に子宮頸部妊娠も子宮腔内にない(鑑別診断：切迫流産)．
11. 異所性妊娠の 20～30％が診断の時点で US による異常を指摘されていない．

便利なヒント

- もし疑わしいなら，ほかの検査で異所性妊娠と証明されるまで患者は異所性妊娠として扱う．
- 異所性妊娠と予想されるショックの患者は全例で産婦人科医にコンサルトを行う．コンサルトする前に経腹エコーを施行するような時間の無駄は省かねばならない．
- あなたは超音波技師ではない！　臨床像で異所性妊娠が示唆されるときは確定的ではないスキャンをしないで全例で迅速に産婦人科医に精密なUSを依頼する．
- 膀胱を満たすことは経腹エコーでよい結果を得る一助となる．もし空なら，液体を注入するか経腟エコーに切り替える．
- それゆえにもし異所性妊娠が疑われるようならばβHCGの値にかかわらずUSを施行することは妥当である．
- 日内変動（10～15％の変動）のため同じ検査室で連続的な観察が行われるべきである．
- 胎児心拍数を計測するときはパルスドップラーではなくMモードを使用する．パルスドップラーは胎児に悪影響があるかもしれない．
- 異所性妊娠の偽陽性
  - 早期の子宮内妊娠（卵黄嚢が出現する前）
  - 流産
  - 黄体嚢胞
- 異所性妊娠の偽陰性
  - 子宮内の偽性嚢
  - 間質部妊娠
  - 異所正所同時妊娠（きわめてまれ）．そのような患者はたいてい生殖補助医療を行っている．

警告

- **疑わしいなら，ほかの検査で異所性妊娠と証明されるまで患者は異所性妊娠として扱う．**

注意点

- 不安定な患者：蘇生を行い，すぐに産婦人科医に知らせる．
  - もし異所性妊娠が疑われるまたは特定された場合は患者をすぐに手術室へ移送しなければならない．
  - もし異所性妊娠を除外できないならば手術室への移送またはほかの検査の施行の決定は異所性妊娠の可能性を示す臨床像に基づいたものでなければならない．
- 安定しており子宮内妊娠が考えられ正所異所同時妊娠の危険因子がない患者：異所性妊娠は効果的に除外される．産婦人科外来を受診させる．
- 安定しており子宮内妊娠が考えられるが正所異所同時妊娠の危険因子がある患者：異所性妊娠としてさらに評価を行う．
- 安定しておりβHCG＞1,800で空の子宮や経腹エコーで付属器腫瘤のようなほかの疑わしい所見がある患者：異所性妊娠を疑い産婦人科医にコンサルトを行う．
- 安定しておりβHCG＜1,800で空の子宮の患者：これは複雑な状況で産婦人科医と議論しなければならない．経腟エコーは産婦人科または放射線科部部門に依頼する．もし経腟エコーでも否定的であれば部分的に検査を継続する．患者の観察やβHCGの再検査や2〜3日以内の経腟エコーなどの選択肢がある．

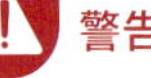
警告

- **偽性嚢に注意する！**

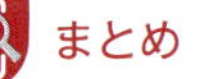
まとめ

➡ **救急医による経腹エコーは精密なUSの代わりにはならない．しかしながら，血清βHCGと併せて妊娠初期の腹痛や腟からの出血の症例の診断の一助となり，救急部ではすこぶる有益な検査である．**

10 エコーガイド下穿刺

Justin Bowra

本章は次の操作をカバーしている.

- プローベの滅菌
- 血管アクセス
- 胸腔穿刺
- 心嚢穿刺
- 腹水穿刺
- 恥骨上膀胱穿刺
- 腰椎穿刺

神経ブロックについては別途**第11章**で説明している.

なぜエコーを使うのか

専門家の解剖学的知識をもってしても盲目的な穿刺やカテーテルの挿入は危険を伴い，さらに腹部の解剖や凝固障害などの多くの理由により技術的に難しい.

どこでも利用可能で実践可能であり**エコー**(Ultrasound：US)**ガイド下穿刺**は最も有用である．関係のある解剖の位置関係を正確に把握することができ，血栓のある血管のような病変部を特定することができ，近くの構造物を損傷する合併症を減らすことができる.

いくつかの研究では2次元(2D)USを利用した中心静脈穿刺法がランドマーク法よりも安全で成功率も高いことが示されている.

英国では最新の英国国立研究所(National Institute for Health and Clinical Excellence：NICE)のガイドライン(www.nice.org.uk)で緊急の選択的な中心静脈穿刺法では2次元のUSガイドを推奨している.

プローベの滅菌

- 助手の補助下でプローベを滅菌する．ある方法は，標準的なゼリーでプローベを準備し滅菌プローベの覆いや滅菌手袋にプローベを入れ，覆いの上にも滅菌ゼリーをつける（図10.1）．
- 別の方法は“ゼリーを使用しない方法”である．
  - 上述のように，プローベを標準的なゼリーで覆いOpsite 3000®のような滅菌の粘着性の被覆材で覆う（図10.2）．プローベと被覆材の間に空気が入り込んでいないことを確認しよう．さもないと，US検査の結果に役影響を与えかねない．
  - 滅菌ゼリーを使う代わりに媒体として単に術野を清潔にする際に使った消毒液を使う（例えばクロルヘキシジンのようなもの）．
  - 得られた画像は穿刺に適しており，面倒な技術はいらない（図10.3，図10.4）．

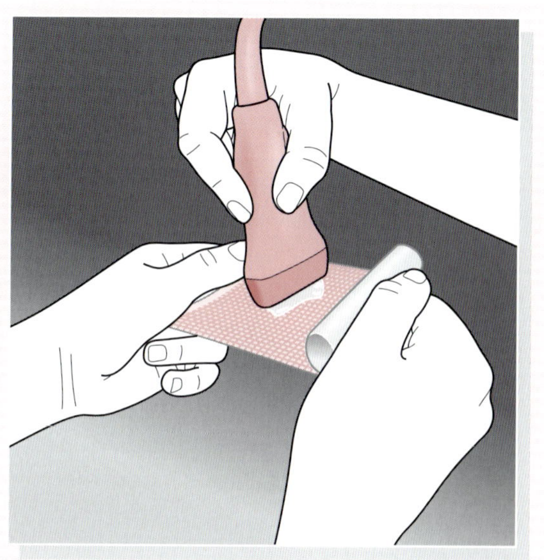
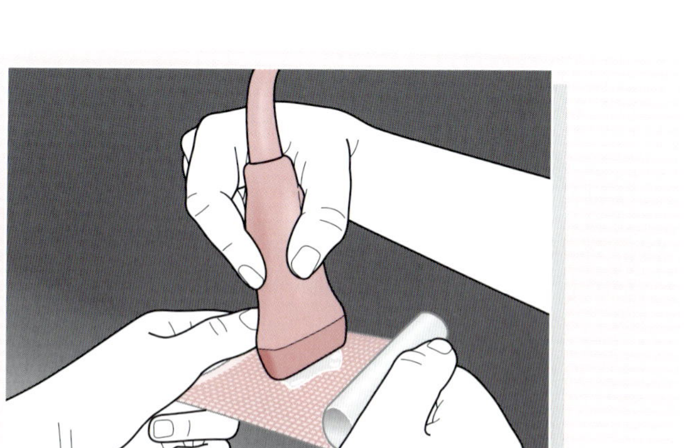

図10.1　滅菌被覆材でプローベを覆う

警告

- 滅菌プローベを準備するときに手袋が偶然に汚染されることはよくあるので術者は二重手袋の着用が推奨される.

中心静脈穿刺法

解剖

内頸静脈は，頸血管鞘のなかで通常は総頸動脈の外側を走行しており，胸鎖乳突筋の奥に位置している(図 10.5). 手技のコンパクトさと安全性は救急外来での中心静脈穿刺の場所として望ましい. 従来の挿入部位は，おおよそ胸骨切痕と乳様突起の間の中間点で胸鎖乳突筋の鎖骨枝と胸骨枝の分岐部であった.

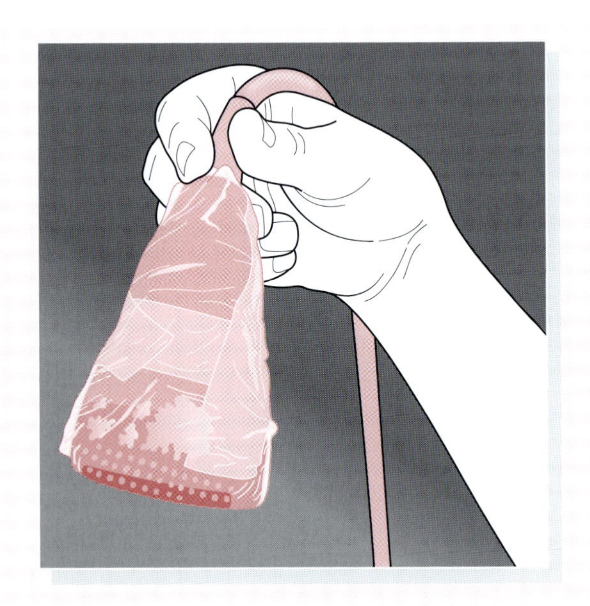

図 10.2 プローベの周囲を覆う 2 つ目の被覆材

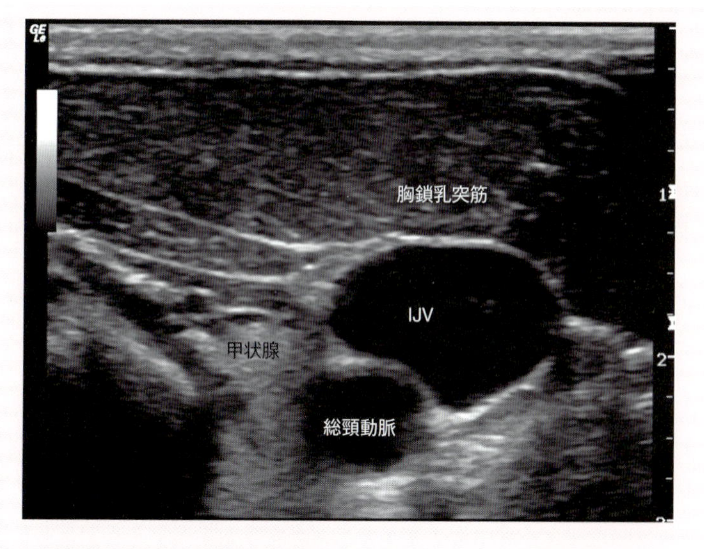

図10.3 US画面：滅菌ゼリーを使って描出された右の内頸静脈(IJV)

コンパクトさでは，大腿静脈も気道や肺のような重要な構造物から離れているという利点がある．大腿鞘のなかで通常大腿動脈の拍動の内側を走行しており，おおよそ恥骨結合と上前腸骨棘の間にある(図10.6)．

鎖骨下静脈は技術的に難しく，本書では範囲外とする．

USで動脈と静脈の区別をつけることは不可欠である(下記はチェックリスト)．

- 静脈は，より大きく楕円形の横断面で薄い壁で押すと変形する(例えば，大きな肺塞栓のように血栓や近位部で閉塞している場合を除く)．
- 静脈の直径はValsalva手技や呼吸により変化する．
- 動脈からの拍動(静脈への拍動の伝播に注意する)．
- ドップラーでは，静脈と動脈との違いがさらに明確になる．しかしながら，ドップラーはNICEでは必須ではなく推奨もされていない．

どのテクニックを使うか

3つのテクニック(静止画像，画面内，画面外のテクニック)を紹介する．われわれは，これら3つのすべてを組み合わせて使用している．

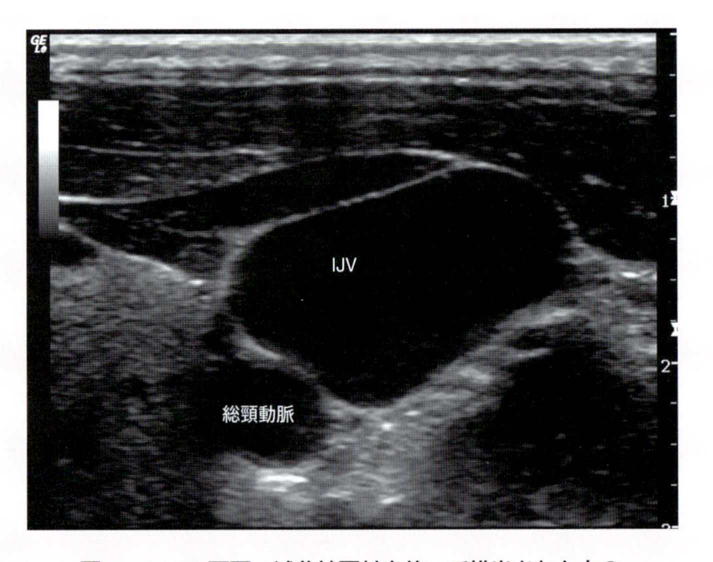

図 10.4　US 画面：滅菌被覆材を使って描出された右の内頸静脈(IJV)

“静止画像” によるテクニック

USは操作野の消毒をする前に，目的の静脈を特定したり最適な刺入部にマーキングしたりするのに使われる(図 10.7)．ここで静脈の深さや走行や圧縮性を確かめる．それはこの方法と次に紹介する方法を行う前の “スクリーニングテスト” として推奨されている．行うだけで技術的な要求はあまりなく，滅菌後に必要なことを極力少なくしてくれる．しかしながら，リアルタイムの US ガイドに比較すると安全性には劣る．

リアルタイムの画面内のテクニックと画面外のテクニック

以下に示す両方のテクニックは，ともに滅菌操作を必要としている．双方とも “静止画像” によるテクニックより難しく，助手が超音波を操作する必要がある．しかしながら，リアルタイム US ガイドはより安全性が高い．

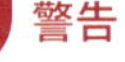

警告

- **静止画像テクニックでの US はカテーテル挿入のための場所をマーキングした後は使われないが，リアルタイム US ガイドはより安全である．**

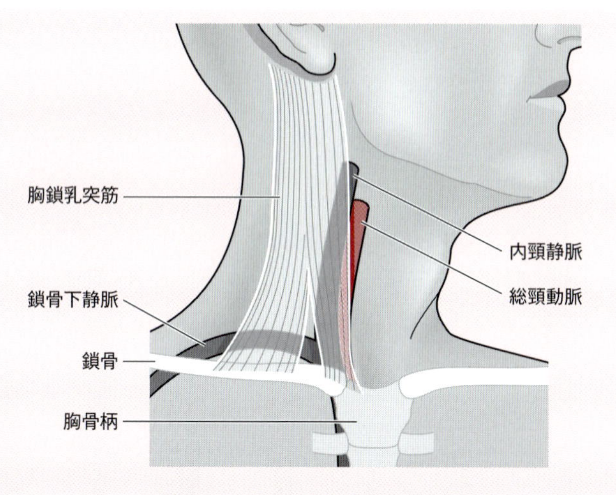

図 10.5　右の内頸静脈の関係

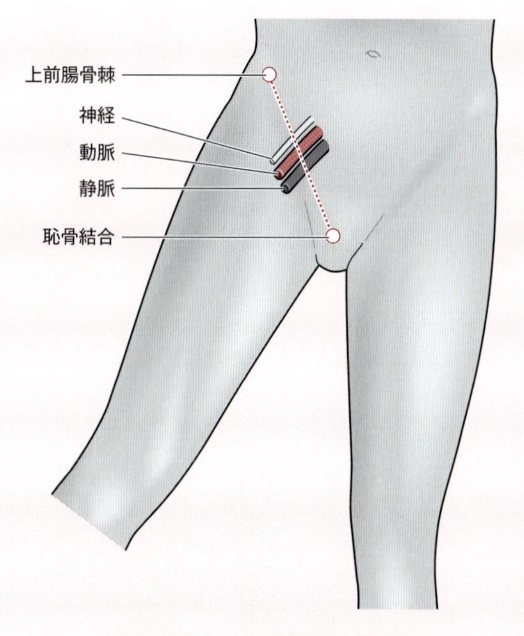

図 10.6　右の大腿静脈の関係

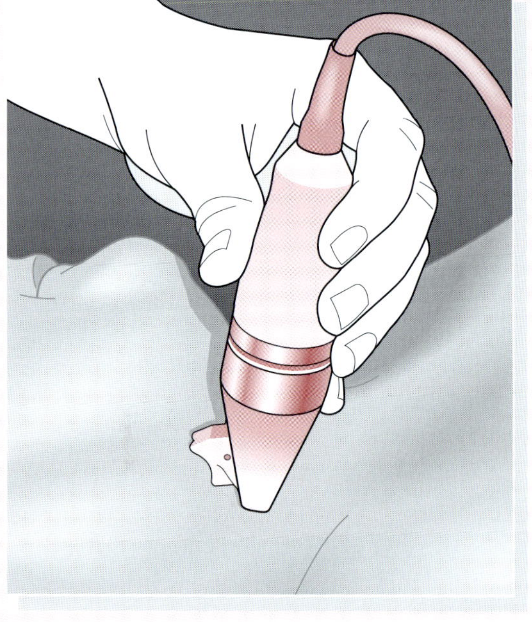
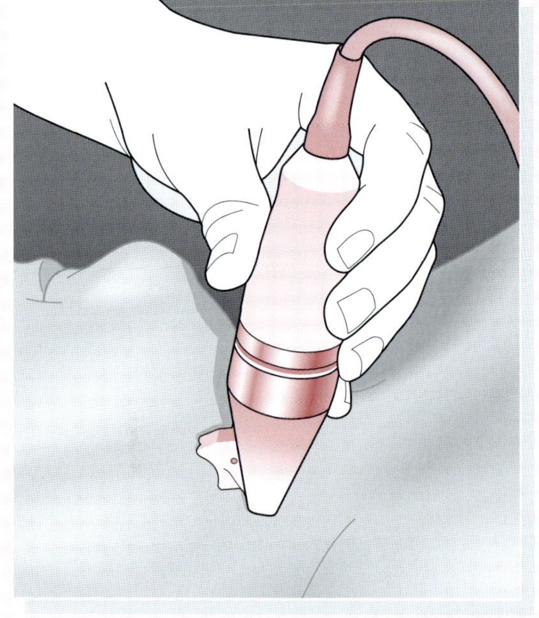

図 10.7　内頸静脈のはじめのプローベの位置

> **警告**
> - リアルタイム法ではさらに Seldinger 法による中心静脈穿刺によるよくある危険性や禁忌，合併症が加わる.

リアルタイムエコーガイドを用いた中心静脈穿刺

準備

- 緊急に行うとき以外は同意を得る.
- 患者にはモニターを装着し酸素投与を開始する．局所麻酔と Seldinger 法を駆使する.
- 超音波モニターは術者の目に入るところに置く：画面を肩越しにみようとして術者が首を伸ばして穿刺することは難しいうえに潜在的な危険をはらんでいる.

- 静止画像によるテクニックで場所を選んで解剖を確認し清潔野を作って準備をする．

患者の体位

- 臨床像により決定する．
- 内頸静脈穿刺：10°の Trendelenburg 体位は内頸静脈の直径を拡張させ，頭蓋内の空気塞栓を避けることができる．
- 大腿静脈穿刺：足を外転させる．もし必要ならベッドの端に足を垂れ下げるようにする．

プローベとスキャン設定

- 高周波(例えば 7.5MHz)のリニアプローベを使う．中央に穿刺ガイド用の刻み目がついているものがある．
- 血管設定を用いる．

“画面外”または短軸のテクニック

1. 利き手ではないほうで，事前に確認した穿刺部位にプローベを横に置く．静脈や動脈や近くの構造物を画面に映す(図 10.3，図 10.4，図 10.8)．リンパ節は，横断面では血管に似ているが管状ではなく圧迫で変形もしない．もし疑わしいならカラードップラーを用いる．

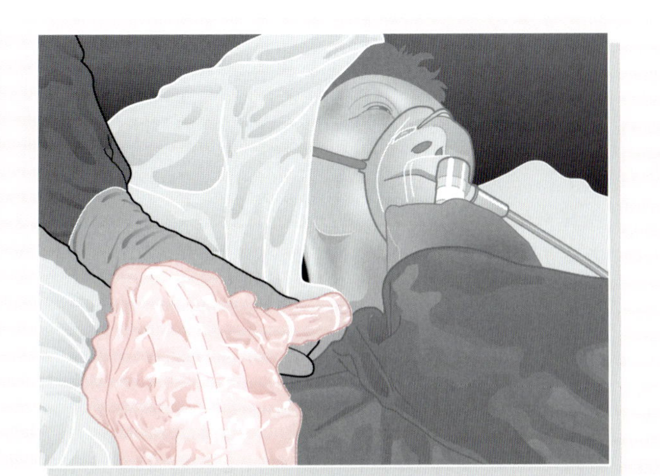

図 10.8　滅菌プローベの位置と画面外でのテクニック
血管を横切りで描出する．

2. プローベを動かし，静脈が画面の中央にくるようにdepthや焦点を変える．これは穿刺部位のランドマークとして役立つ．
3. プローベの中央で，静脈に沿って局所麻酔薬を投与する．局所麻酔が効いてきた後に，穿刺針挿入を楽にするための皮膚切開に外科用メスが用いられるが，この操作は必ずしも必要ではない．
4. 利き手でシリンジをつけた針は局所麻酔を行った場所に盲目的穿刺のときよりも急な角度で穿刺する．US画像の画面で針が横切るのを確認し，行きすぎないように注意する（図10.9，図10.10）．画面外のテクニックを使うと画面上でしばしば針がみられなくなるが尾を引いたようなアーチファクトで位置を確認する（図10.11）．もし疑わしいなら針がみえるまでプローベの角度を変えてみる（図10.12）．
5. 急な穿刺角度の主な危険性は不注意な“突き抜け”静脈穿刺である．以下のようにこれを避ける．
   - 盲目的な穿刺のときよりもゆっくり針を穿刺する．
   - リアルタイムUSガイド下で穿刺する．
   - 針が静脈に到達するときの静脈の上の壁の内側の“テンティング”を注意してみる（図10.13）．針の先端が静脈に入るのがみえなかったとしても針が静脈に入るときこのテンティングは減少する．針の先端や

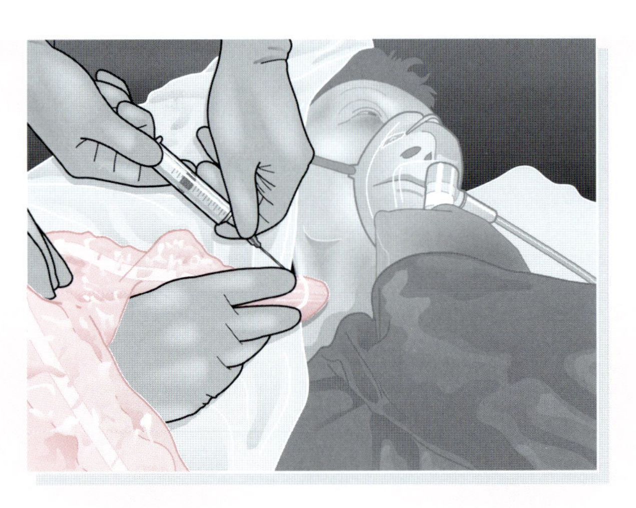

図10.9　画面外のテクニックでの針の穿刺

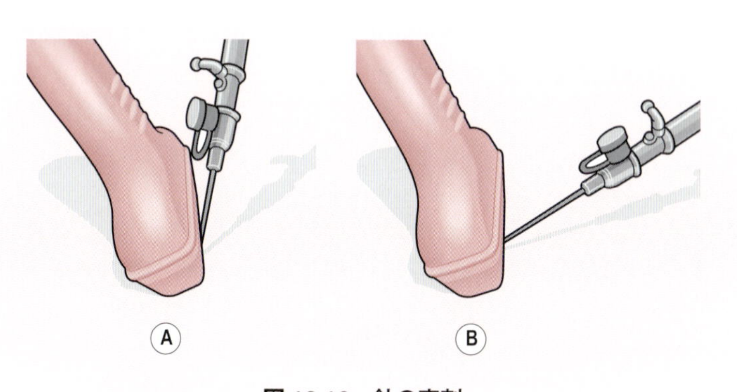

図 10.10　針の穿刺
(A)正しい，(B)正しくない．

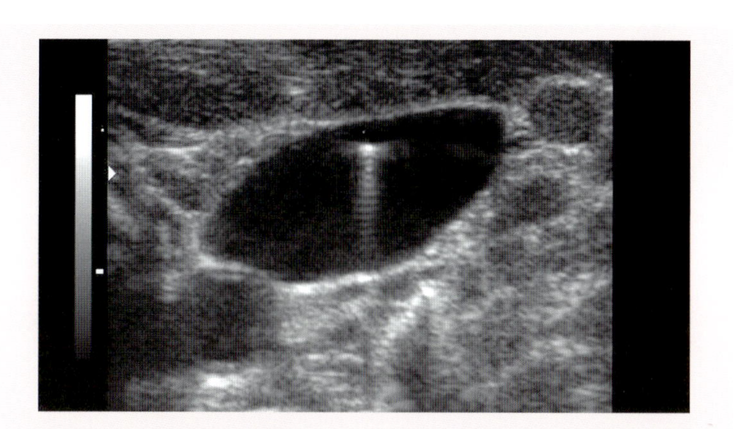

図 10.11　US 画面：画面外のテクニックを使ったときの尾を引くような US 画像
画面外より突然，静脈直前と静脈内に針エコーが現れる．

そのアーチファクトは静脈の内腔に映るようにする(図 10.14)べきだが，US の断面に針が横切るのがみえなければできない．

- 静脈血を吸引するために位置を確かめる．
- いったん針が静脈内に入ると，針の角度を寝かせる．針の先端が静脈

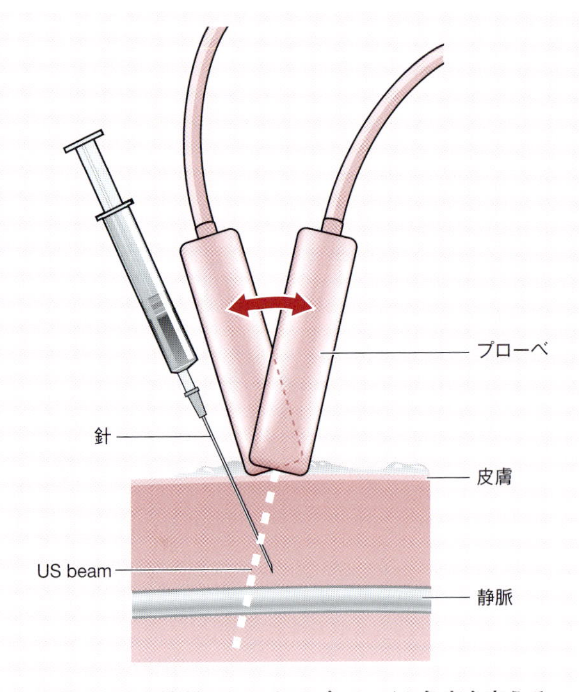

図 10.12　針がみえるまでプローべの角度を変える

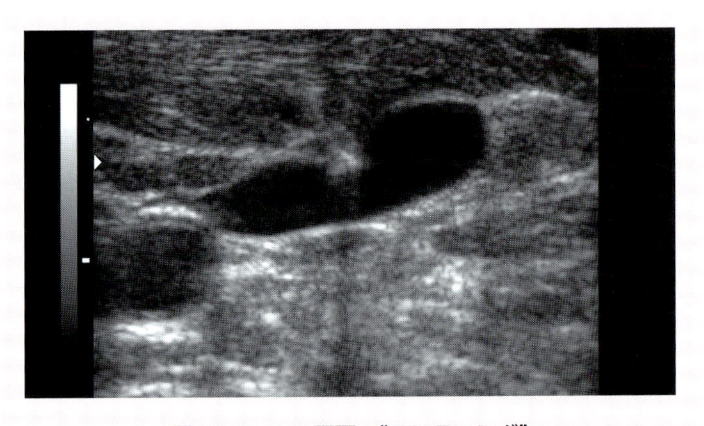

図 10.13　US 画面：“テンティング”

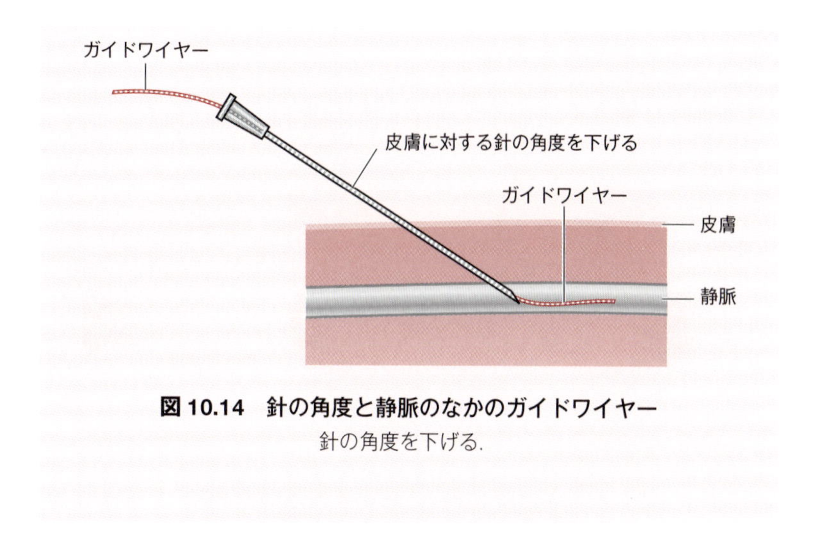

図10.14 針の角度と静脈のなかのガイドワイヤー
針の角度を下げる.

内腔に入ったままであることをよく注意してみる.

6. シリンジを取り除き，ガイドワイヤーを挿入する．ガイドワイヤーが静脈内腔に入っていることを画面に映し出す．横軸と縦軸でスキャンし，ガイドワイヤーの走行がねじれていないかを確認する.
7. プローベを横に置いてSeldinger法を完了し，施設ごとのプロトコルに従ってX線で位置を確認する.

“画面内”または長軸のテクニック

1. 画面外のテクニックと同様である.
2. まずは静脈を特定し，静脈が長軸で描出できるまでプローベを回転させる：上述のチェックリスト(『解剖』の項参照)を使って血管が静脈であることを確かめる(図10.15).
3. プローベの真下に局所麻酔薬を投与し，画面外のテクニックの3と同じように外科的メスで皮膚を切開してもよい.
4. 従来の盲目的な穿刺法のように，浅い角度で針を穿刺する．この方法だと，画面に針を描出することは比較的容易である(図10.16，図10.17).
5. このテクニックの主な落とし穴は，すでに静脈と針が平行にずれているのにプローベを不注意に動かすことである．これは針を進めすぎて動脈穿刺を引き起こしてしまうかもしれない.
6. 針が静脈に刺入されたら，画面外のテクニックと同様にステップ6と7を行う.

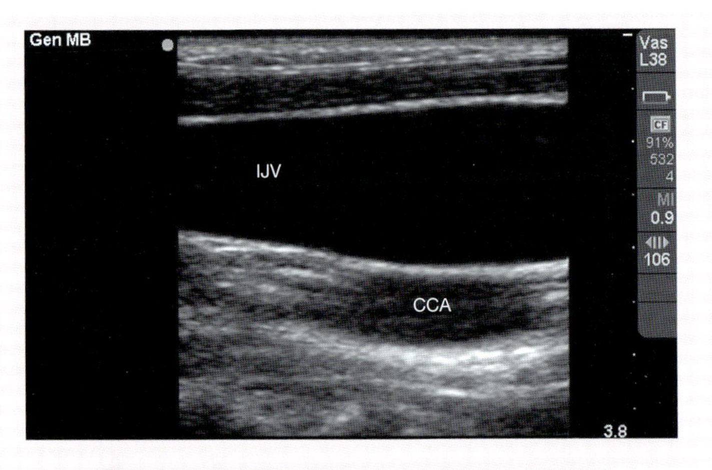

図 10.15　US 画面：長軸の右の内頸静脈と総頸動脈
血管を縦切りする.

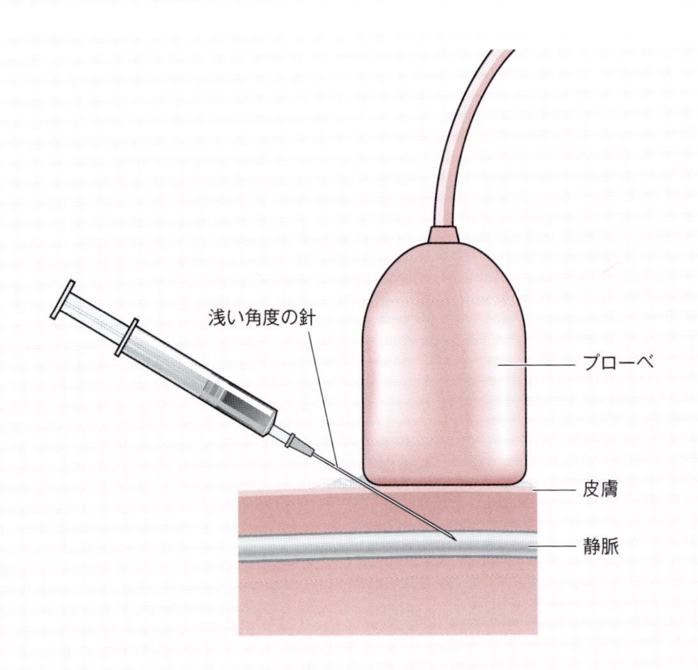

図 10.16　画面内での浅い角度の針

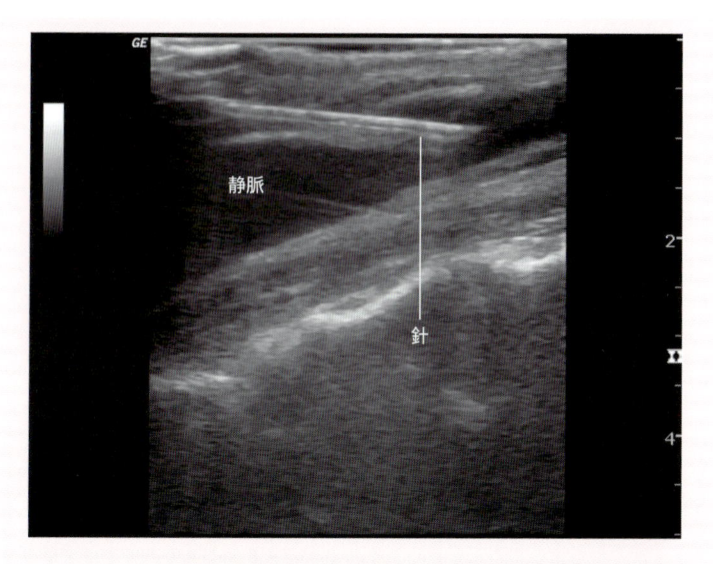

図10.17　US画面：画面内のテクニックでの右の内頸静脈内の針
針の通過がすべて画面内でみえる.

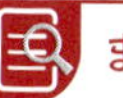

まとめ

画面外のテクニック(血管横切り)

- ➡ 急な角度で穿刺する.
- ➡ より簡便であり初心者に推奨される.
- ➡ US画面での針の描出が難しい：代わりに“尾を引いたような”アーチファクトが利用される.
- ➡ もし平面が針と交差していないときには針を進めすぎてしまうことがある.

画面内のテクニック(血管縦切り)

- ➡ 緩やかな角度で穿刺する.
- ➡ 針全体(特に先端)が画面に映っていることを確認するためにプローベの細かい操作が要求されるが画面外のテクニックよりも安全である.
- ➡ すでに静脈と針が平行にずれているときのリスク：これは針を進めすぎて動脈穿刺を引き起こしてしまうかもしれない.

　消毒していない段階のスクリーニング試験とリアルタイムテクニックを組み合わせることで安全になる.

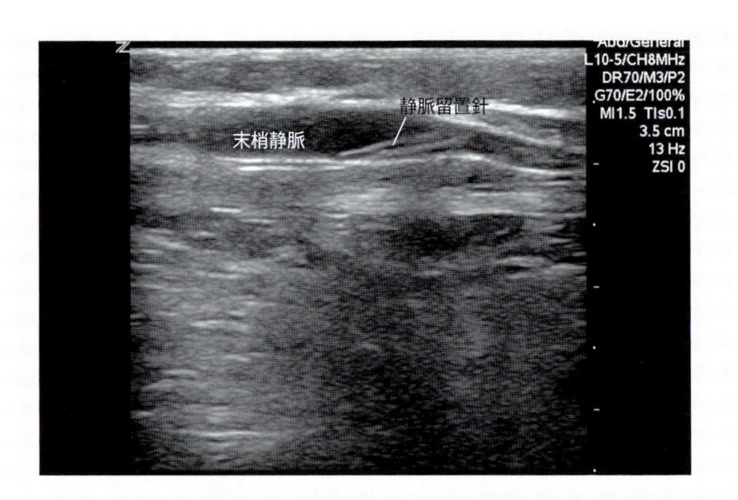

図 10.18 US 画面：末梢の静脈穿刺

コツと落とし穴

- 前もってドップラーで静脈と動脈の区別をする必要はない．
- まっすぐ前に US 画面がみえるようにする．
- 助手に器械を操作してもらう必要がある．
- 針の穿刺角度は画面外のテクニックと画面内のテクニックでは違う．
- 画面内のテクニックはより安全ではあるが，習得はより難しい．
- 次のようにして突き抜け穿刺を避ける．
  - ゆっくり穿刺する．
  - リアルタイム US 法を用いる．
  - 針の先端を画面に映したままにする（もし画面内のテクニックを使えるなら）．
  - 穿刺する際に静脈のテンティングをみる．
  - 持続的にシリンジを吸引し血液の逆流をみる．
  - US ガイドは末梢の静脈と動脈を穿刺するときにも使われる（図 10.18）．

胸腔穿刺，心嚢穿刺，腹腔穿刺

解剖

- 単純な液体貯留（例えば浸出液や新鮮な血液など）は，USでは低輝度（暗い）になり（図10.19），後方音響増強を認める．
- 複合的な貯留物（膿汁や凝固した血液など）は複雑にみえ，等輝度や高輝度にみえたりすることもある（図10.20）．これはデブリや線状の構造物（例えば，フィブリンや多房性の貯留物など）を含むこともある．
- 腸内ガスや通常の肺組織は超音波を反射し散乱させる（図5.2参照）．

準備

- 上述の中心静脈穿刺法と同様である．
- 特別な器具を使用するためには，適応（例えば，単純な吸引やカテーテルの穿刺でよいのかどうか）や施設ごとの事情（例えば，専用の心嚢穿刺用のカテーテルがあるかなど）によるところが大きい．

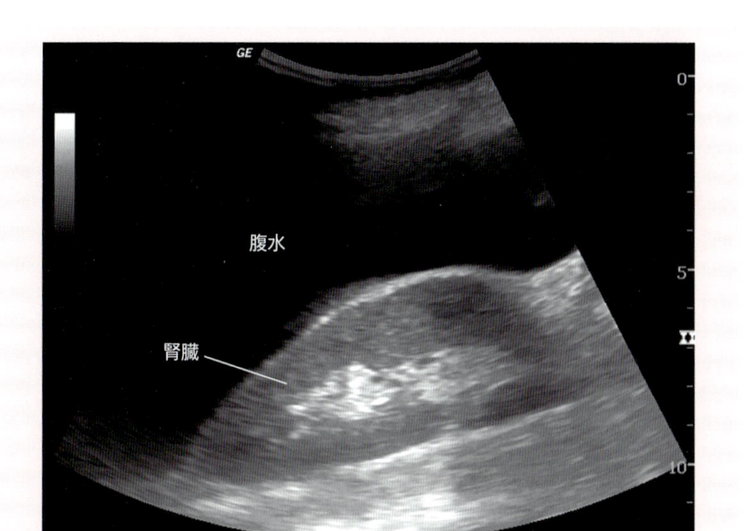

図10.19　US画面：腹水貯留

- 穿刺液を分析する場合：3 回に分けて穿刺し，大きいシリンジで専用の試料容器を使うとよい．

患者の体位

- これは状況次第である．例えば，肋間からのカテーテル挿入には半側臥位が好まれ，腹腔穿刺には仰臥位（反対側のお尻を上げる）が好まれる一方で，単純な胸腔穿刺に対する最も適した体位は，両手を組んで前かがみになって座ってもらうものである．

プローベとスキャン設定

- 最初は，液体貯留の存在やその近くに存在する構造物を確かめるために，弯曲型のプローベやフェイズドアレイプローベが使われるべきである．多くの操作者が浸出液の深さのより正確な評価やリアルタイム US ガイドのために高周波のリニアプローベに切り替えることを好むが，一貫して弯曲型のプローベやフェイズドアレイプローベを使う人もいる．

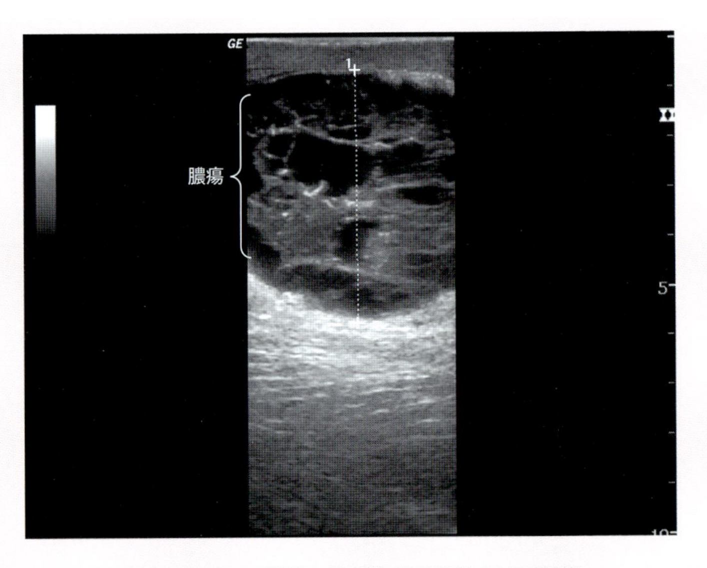

図 10.20　US 画面：複合的な貯留物（皮下膿瘍）

- 少なくとも1つは液体貯留があることを示すよい画像を表示し記録するべきである．

プローベの位置とランドマーク

それぞれの場所に対しては次の各章を参照のこと．

- 胸腔内の液体貯留や気胸に対しては**第5章**『肺と胸郭』を参照．
- 心嚢液に対しては**第6章**『的を絞った心エコーによる循環血漿量の評価』を参照．
- 腹水に対しては**第4章**『FAST と EFAST』を参照．

針の位置

胸腔穿刺

- 液体貯留の深さや呼気終末で横隔膜のどのくらい上か，といった場所を特定する．
- 気胸をドレナージする場合，推奨される場所は第5肋間前腋窩線上である．ほかの場所は第2肋間鎖骨中線上である．
- 神経血管束を避けるため肋骨上縁を穿刺する．

心嚢穿刺

- 剣状突起下からのアプローチは，以前から教えられてきた．しかしながら，剣状突起下からの大雑把な画像では肝臓を通って穿刺してしまう危険性がある（**図6.8**）．
- それゆえに内胸動静脈を避けた傍胸骨や心尖部からのアプローチがより堅実である．
- 心嚢液が最も貯留している部位が選ばれる．

腹腔穿刺

- 従来の方法では下腹壁動静脈を避けるために左右の腸骨窩や正中からのアプローチが教えられてきた．
- リアルタイム US ガイドはある程度従来法に取って代わってきており，不適切な穿刺による血管損傷がないことを証明するためにはより堅実な方法である．それゆえにスキャンをするときは過剰なプローベの圧着は避ける．さもないと腹壁の血管を圧迫してみることができなくなるかもしれない．

コツと落とし穴

- リアルタイムUSガイドによる穿刺は，単にドレナージのための最適な位置を同定するためだけにUSを使用するより安全である．
- もしリアルタイムUSガイドを使わずに滅菌の前に単に穿刺部位のみを確認するためだけにUSを使うなら，その後に体位変換を行ってはならない（例えば，仰臥位から座位になったりすること）．これは液体や臓器が動いてしまい，再びスキャンを行うことを余儀なくされるからである．
- 呼吸による横隔膜の動きを考慮に入れないと穿刺の危険性が増す．臓器肥大症や通常の体型でない患者も同様である．
- それゆえに，穿刺をする部位を選択する前には，いつも呼吸をしてもらって少なくとも2つの平面で特に近くの構造物に注意を払ってスキャンをするように心がける．
- ドレナージする前に液体貯留の深さを計測する（図10.21）．これは，特に穿刺針やカニューレを深く刺入しすぎることを防ぐために重要である．

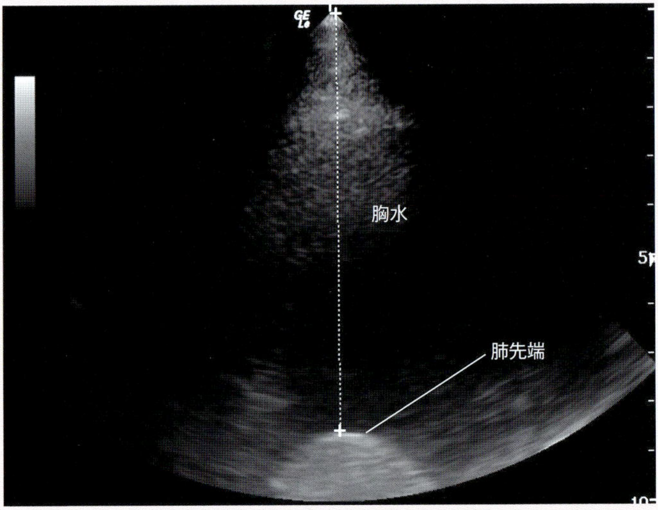

図10.21　US画面：胸水の深さを計測するためにフェイズドアレイプローベを使用する

- 液体を吸引できなくなってしまったときは液体貯留の量を再評価する．もしまだ貯留しているならば，さらに吸引するために穿刺位置を変更する．
- 胸腔からカニューレを取り除くときは，胸腔内圧を陽圧にするために呼気時や Valsalva 手技時に行う．

エコーでわかること

- 液体貯留があるかどうか．
- ドレナージが使用できるか．
- 適切なドレナージか．もし，デブリや液体貯留がいろいろなところに存在しているなら，おそらく完璧なドレナージは難しいだろう．

エコーではわからないこと

- 液体の性質：例えば，血胸なのか膿胸なのか浸出液なのかということ．

ドレナージの合併症

- 痛み
- 気胸
- 感染
- 近くの臓器を貫通すること（例えば，横隔膜や肺や腸など）
- 腹水と膀胱のような構造物のなかの液体を間違えること
- 血管や臓器損傷による血胸

恥骨上の膀胱穿刺

これは尿道カテーテル挿入が難しい，もしくは禁忌の患者で急速な滞留がある場合に行われる．リアルタイム US ガイド（以下参照）や恥骨上膀胱瘻挿入前の場所同定のために US が用いられる．

- 施設の基準によって同意，専用のカテーテル，局所麻酔，滅菌道具，US の滅菌道具を準備する．
- 低周波のプローベ（弯曲型やマイクロコンベックス型）を使い，恥骨結合上の正中で膀胱の液体貯留や穿刺部位や膀胱を覆っている構造物がないかも含めて確認する．場所に印をして皮膚を消毒して，できうるかぎりの滅菌操作を行う．
- 局所麻酔薬を投与する．局所麻酔が効いている間にプローベを滅菌して膀胱を再び描出し，恥骨上カテーテルの最適な挿入位置を確かめる（術者の好みや患者の体型に応じて低周波プローべをそのまま使ったり，高周波プローべに切り替えたりしてもよい）.

- 恥骨上膀胱瘻の挿入部位を補助するために外科用メスで皮膚を切開する．恥骨上にカテーテルを挿入し膀胱内の進展を観察する（図 10.22）
- 尿の“逆流”を観察し，メーカーの指示に従ってイントロデューサーを取り除き恥骨上カテーテルを固定する．

腰椎穿刺

USは黄色靱帯のような深い構造物も描出できるけれども，多くの術者は単に腰椎の棘突起の位置を同定したり針の入る棘突起間隔を調べたりするためだけにUSを使用している．従来の“ランドマーク法”と比較してUSガイド下腰椎穿刺はかなり失敗率が低く肥満の患者への穿刺が容易になることが示されている．

技術

これはリアルタイムUSガイドよりも静止画像を用いた方法がより適している．

- 同意を得て，通常使用している腰椎穿刺キットや局所麻酔や滅菌道具などを準備する．もし可能なら皮膚ペンで印をつける．
- 患者の体位は盲目的ランドマーク法のような側臥位か座位で前かがみにな

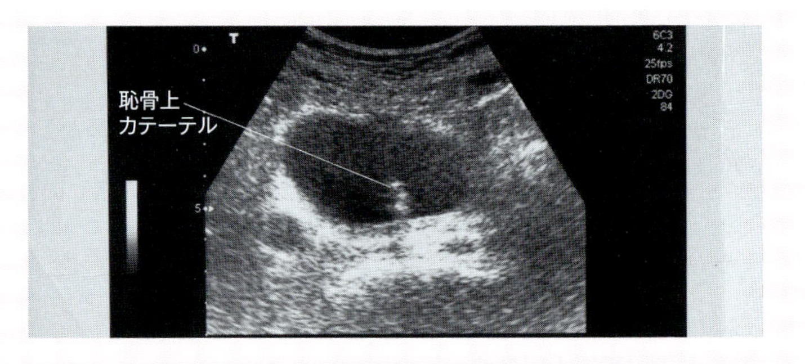

図 10.22　US 画面：膀胱のなかの恥骨上カテーテル

るかである．いつものようにランドマークを触診し棘突起のラインを同定するように試みる．

- 高周波のリニアプローベを使って腰椎の棘突起がみえるまで長軸で右から左にスキャンをする．ほかの骨組織と同様にUSでは後方アコースティックシャドウを伴って明るく(高エコーに)みえる．2つの突起間の中点は穿刺部位として最適である(図10.23)．US画像の真ん中にこのポイントを置きプローベの中点の両端の皮膚に印をする(図10.24)．2つの点を結んだ線を描く．
- 上記の過程を横軸でも繰り返す．棘突起間隔を同定しプローベの中点の両端に印をする．2つの点を結んだ線を引く．この操作を“十字”または“X”が描けるまで行う．交わった点が穿刺部位となる(図10.25)．準備をして穿刺部位に覆布をかけて局所麻酔と腰椎穿刺を開始する．

コツと落とし穴

- 穿刺部位のマーキングと実際の腰椎穿刺の間に患者が動かないように注意する．さもなければ，同様の操作を繰り返さなければならなくなるだろう．

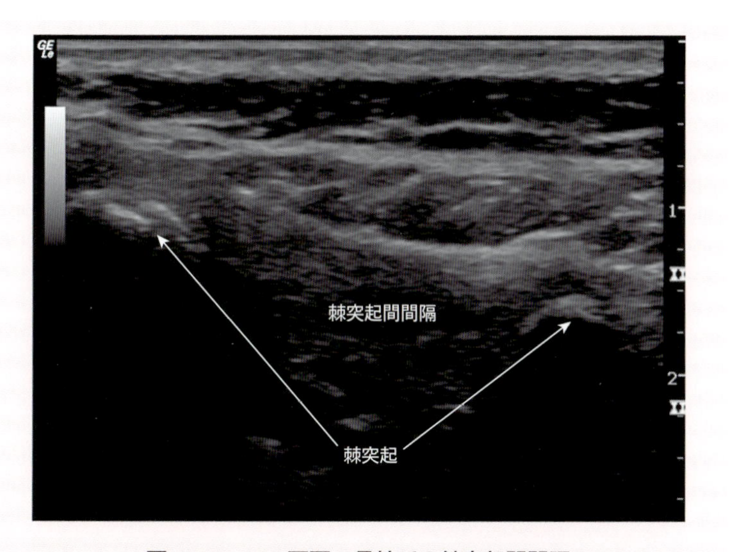

図10.23　US画面：長軸での棘突起間間隔

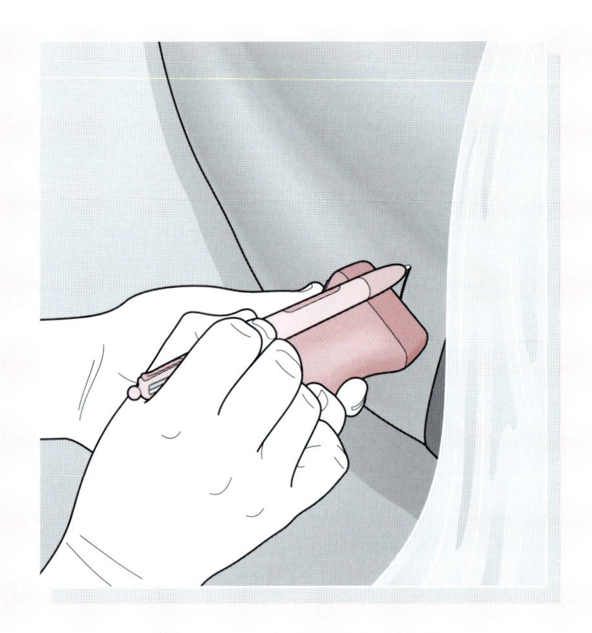

図 10.24　皮膚に印をつける

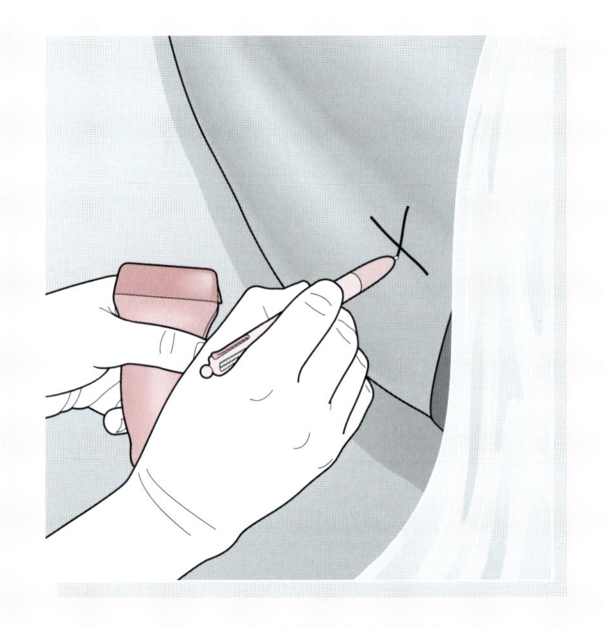

図 10.25　皮膚に十字を描く

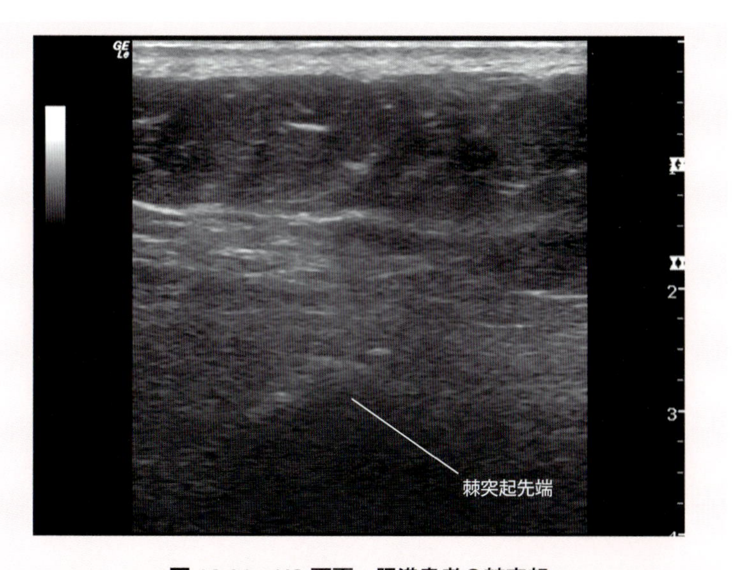

図10.26　US画面：肥満患者の棘突起

- 皮肉なことにUSは，腰椎穿刺は，それを最も必要とする肥満患者にはあまり役立たない．これは脂肪組織がランドマークを触知しづらくしUS画像をわかりにくくしているためである．しかしながら，USは74％の肥満患者で適切な穿刺部位を同定できたとする報告もある．
- 肥満患者で，棘突起は単に影のある境界不明瞭な領域としてみられる（図10.26）．
- 高度肥満の場合は腹部用のプローベを用いて，depth，ゲイン，周波数，グレースケールを変えて最もよい画像を探す．

11 神経ブロック

Justin Bowra, Mike Blaivas

なぜエコーを使うのか

- まさにその本質から領域麻酔(末梢神経ブロック)は鎮静を必要とするほかの麻酔法より合併症は少ない．末梢神経ブロックには合併症として血管の貫通，知覚障害，血腫，気胸(胸骨近傍で行うとき)がある．これらの合併症は従来の盲目的な穿刺のときでさえもほとんどなかった．
- 若干の例外はあるものの，末梢神経ブロックは麻酔科医の領域である．これは特別の道具(神経刺激装置のような)を必要とし，盲目的な神経ブロックの技術の難しさと信頼性の低さがあるからである．
- これらの難しさは，末梢神経ブロックのための十分な観察ができるためにリアルタイムエコー(Ultrasound：US)の出現で克服された．リアルタイム US は問題になっている神経を同定でき，神経への穿刺を補助する．US は上述の合併症を減少させ，従来法よりも局所麻酔薬の量を少なくでき成功率を上げることができる．
- 神経刺激装置はこの方法では必要とされない．この点は患者の快適性にとって必要不可欠である．神経刺激装置による手や足の痙攣は，骨折やそのほかの大きな損傷がある場合にとても不快である．

どこの神経ブロックか

リアルタイム US は，次の重要な末梢神経ブロックに使われる(カッコ内の一般的な適応に対して)．

- 上肢
  - 斜角筋(上肢と肩)．注意事項：このブロックは上肢に適している．例えば，肘と手の内側面に効果がある．
  - 鎖骨上(上位肋骨)
  - 鎖骨下(上位肋骨)

  - 腋窩(肘と前腕と手)
  - 正中神経(手掌外側)
  - 尺骨神経(手掌内側)
  - 橈骨神経(手背)
- 下肢
  - 大腿神経(大腿骨骨幹部骨折)
  - 坐骨神経(下腿後面，足首，足)
  - 膝窩神経(下肢，足首，足)
  - 外側大腿皮神経(外側大腿皮神経症候群の症状軽減)

エコーのみえ方

- USを使用することで，腕神経叢の大根と大幹は，ハチの巣状の外観がない血管に似た大きな輪状低エコーにみえる(図11.1)．しかしながら，注意深い観察とドップラーは，神経，動脈(拍動している)と静脈(容易に圧迫される)を区別することができる(図11.2)．
- 一方，末梢神経は低エコー束を有する明るい(高エコーの)結合織の管状束のようにみえ(神経のなかに小さい暗い“点”がみられる)，全体として不均一な“ハチの巣状”にみえる．筋膜面上に横たわり，より暗くみえるために周りの筋肉との区別は容易につく(図11.3)．
- さらに大きな神経根と神経幹と違って，末梢神経はUSで異方性を示す．異方性とはUS beamの角度によってみえ方が変わることを意味する(図11.3，図11.4)．もし，プローベが末梢神経線維と平行でないならば反射波はプローベのほうに戻ってこず，神経は暗く(低エコー)みえる．これを解消するために同じ領域で注意深く違う角度でスキャンする．
- 腱や靱帯は特に短軸のスキャンで神経と間違われやすい．神経と同じように長軸では高エコーの“束”としてみえる．しかし神経と違って筋膜の表面に横たわってない．そして，腱や靱帯は神経よりもより高エコーで，膠原線維の束は短軸では大きな輪状というよりはむしろ細かい点状にみえる(図11.5)．もしその構造物が神経か腱かどうかがわからないときは，遠位の関節を動かせばよい．腱は周囲の構造物と独立して動く．さらに腱は神経より異方性を示す．

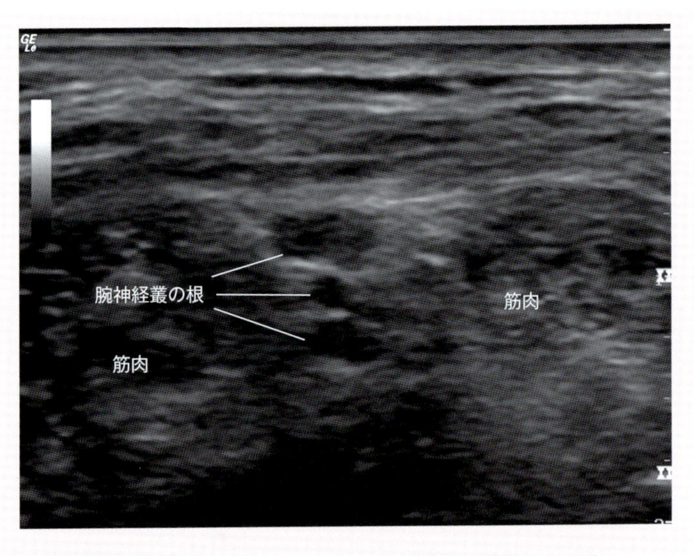

図 11.1　US 画面：腕神経叢の神経根と斜角筋の画像

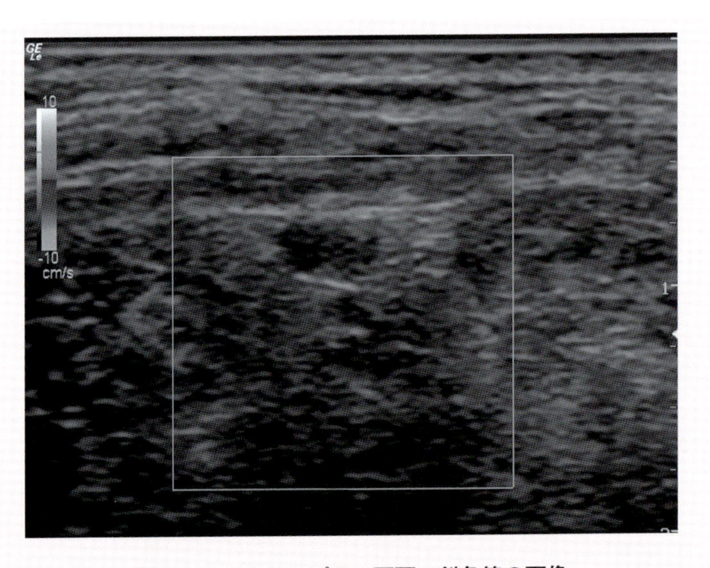

図 11.2　US ドップラー画面：斜角筋の画像

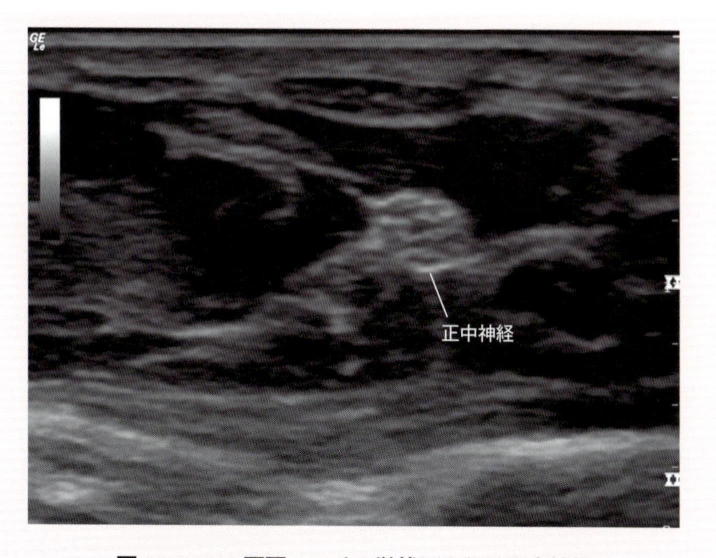

図 11.3 US画面：ハチの巣状にみえる正中神経

プローベとスキャン設定

- 高周波のリニアプローベを使用する(最も高周波のものが使用できる).
- マルチビームトランスデューサーは目的の神経画像をよりよく向上させるためには不可欠で現在では多くの機器に標準搭載されている.
- 神経設定(筋骨格筋設定は妥当な代替案である).
- 多くの神経は焦点深度設定 3cm, depth 設定 5cm で観察可能である.

技術

スクリーニングテスト

滅菌ガウンや手袋を着用する前に, US で目的の神経の場所と depth を同定するために“スクリーニングテスト”を行い, 最適な穿刺部位を探す. 神経を簡単に同定できないことがまったくないわけではなく, そのような同定不能なときは US ガイド下での神経ブロックは不可能であるので, あきらめる.

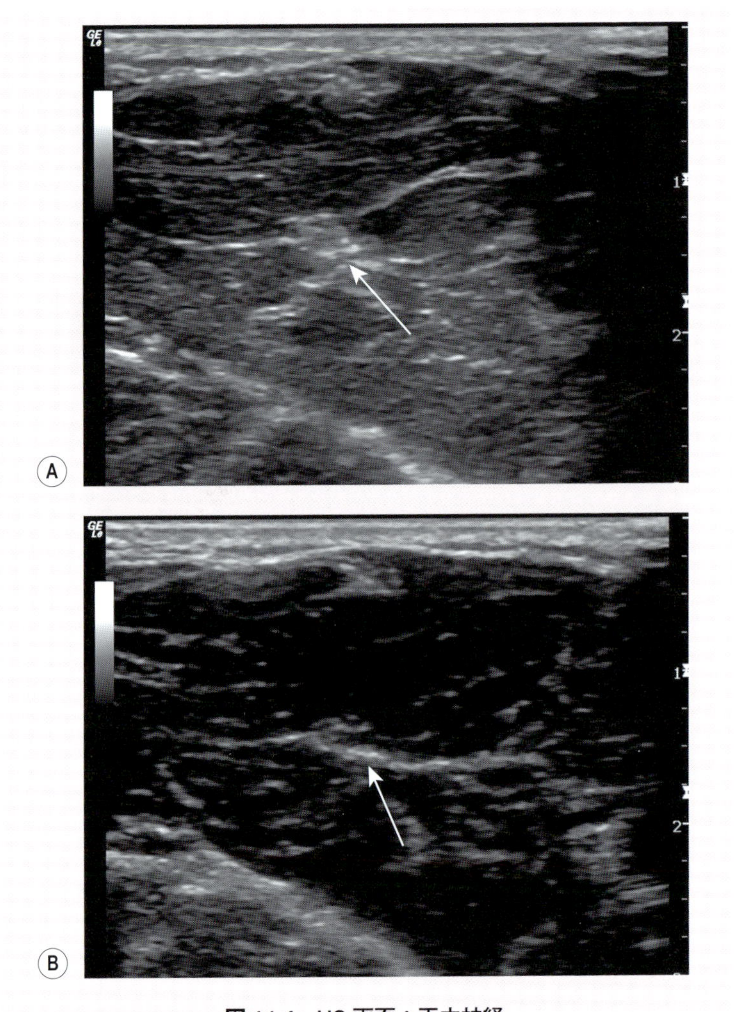

図 11.4　US 画面：正中神経

(A)と(B)は正中神経の同じ場所であるがプローベの角度が異なる.
(B)わずかな角度の違いで神経(矢印)を含んだ全体が暗くみえる.

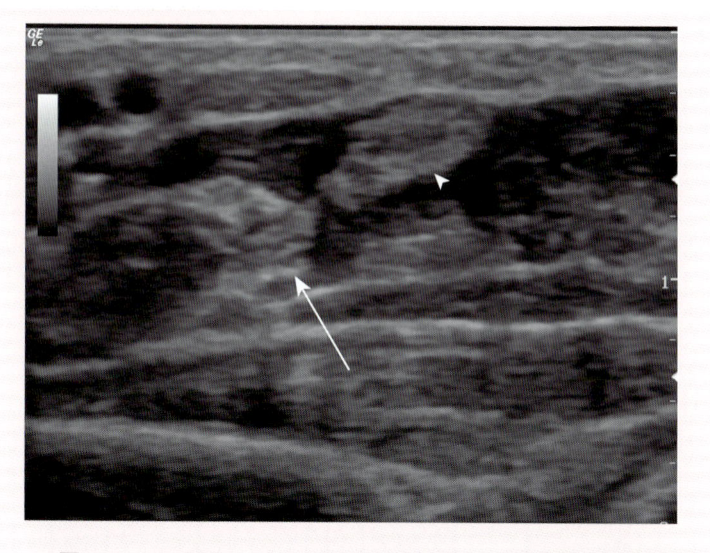

図 11.5　US 画面：手首での正中神経(矢印)と屈筋腱(矢頭)

準備

- 緊急でなければ同意を得る.
- 患者にモニターを装着する.
- 局所麻酔薬中毒に対する解毒剤としての脂肪製剤を含めて蘇生の道具が利用可能かどうかを確認する. 局所麻酔, シリンジ, 針などを準備する. 選択される適切な針はさまざまである. 例えば, 麻酔科医はしばしば尖っていない脊椎用の針を使う. 一般に局所麻酔の効率のよい浸潤のために十分大きな内径の針が使われる.
- US モニターは術者の目に入るところに置く：画面を肩越しにみようとして首を伸ばして穿刺することは難しいうえに潜在的な危険をはらんでいる. まっすぐみることで首を動かすことで生じる手と針のずれを最小限にとどめる. 実際には術者からみて患者の反対側にモニターを置くようにするとよい(図 11.6).

滅菌テクニック

プローベと操作野を滅菌する必要がある(第10章『エコーガイド下穿刺』参照).

神経の短軸像

1. 利き手ではないほうの手でプローベをもち，短軸で神経が描出できるようにプローベを選択した場所に置く．画面上で神経と近くの構造物(血管，筋膜，筋)を特定する．
2. 神経が画面の中央に映るようにプローベを動かしてdepthと焦点を変更する．ゲインを含めた設定を調節することで画像を最適化する．カラードップラーとパワードップラーを使うと，探していた神経が血管ではないということを確かめられる．神経が低エコーのときに問題となってくる(例えば斜角筋ブロックのとき)．

画面内での針の刺入

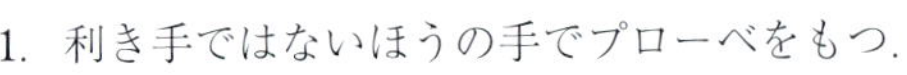

1. 利き手ではないほうの手でプローベをもつ．

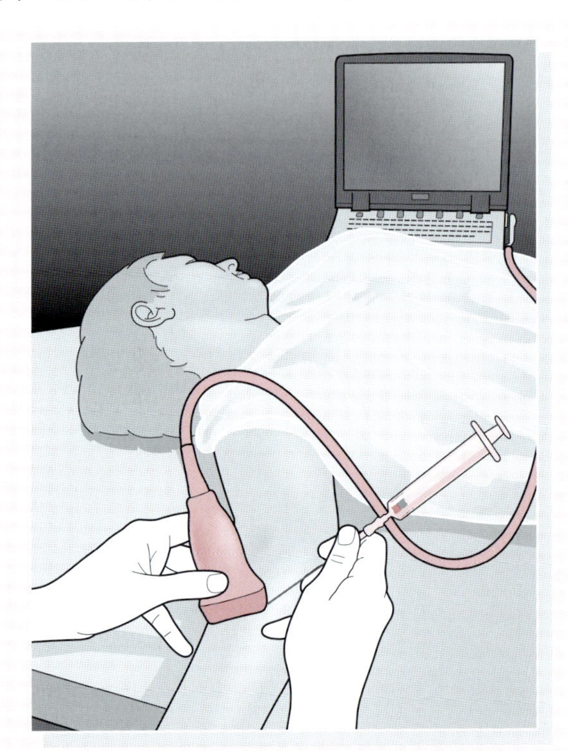

図 11.6　正中神経ブロックでの最適な位置

2. 利き手でプローベの端にプローベの長軸と平行になるように針の先端を置く(**図 11.7**, **図 11.8**). これは“**画面内のテクニック**”として知られており, 画面上で針全体を観察できるため, 短軸の“画面外のテクニック”で得られる像より安全である.
3. 針とプローベを同時に動かしてはいけない. 2つの動きを行うと方向感覚を失い, 針を追跡することが困難になる.
4. **浅い角度**で穿刺する. これは画面上に針を映しやすくするためである(**図 11.8**). 針の角度は後で修正することができる. もし穿刺角度が浅すぎて目的の神経よりも針が遠くにいってしまった場合, 針が届かなくなる可能性がある. これは穿刺する前に予測すべきでありできれば穿刺は1回のみにとどめたい.

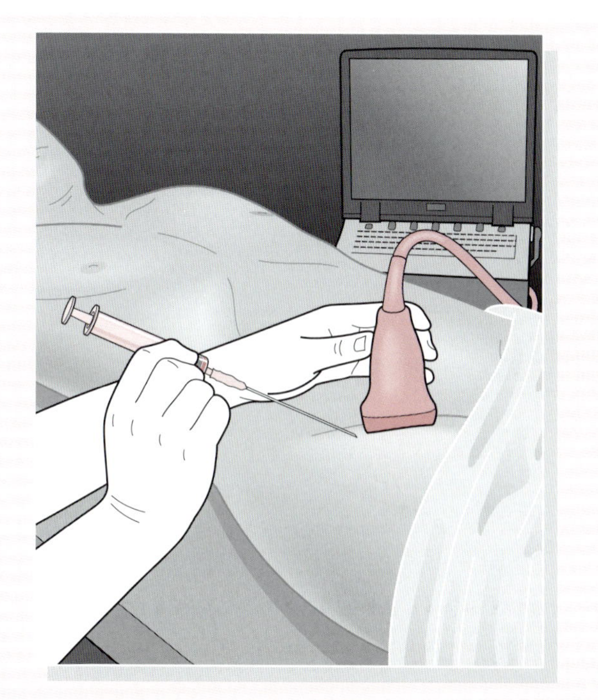

図 11.7 大腿神経ブロック時に画面内のテクニックを使用する場合の針の位置

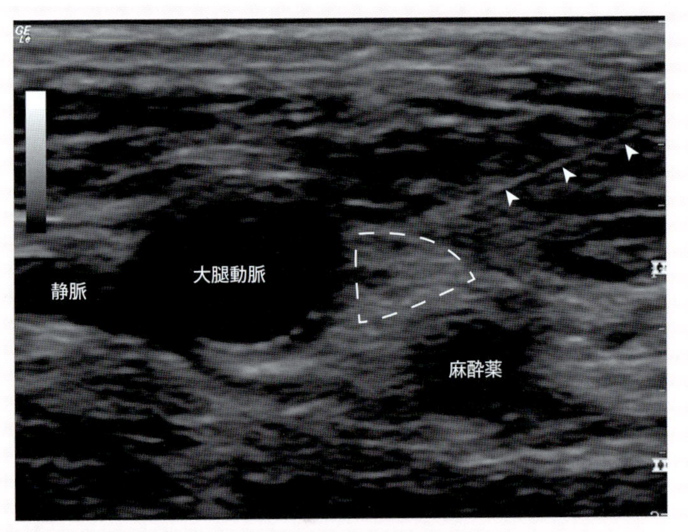

図 11.8　US 画面：大腿神経ブロック（点線）のために画面内のテクニックを使って映しだした針（矢頭）

5. 神経ブロックの主な危険性は不注意による神経やそのほかの構造物の損傷である．これは次のようにして避ける．
   - 周囲の血管から離れている場所を穿刺部位に選ぶ．例えば，大腿神経ブロックに対して外側アプローチを行うなどする．
   - 常に針の**先端**を画面上で確認できるようにして針をゆっくり進める．常に針とプローベの面が平行になっていることを確認する．一般的にもし針がずっとみえているなら不適切な神経損傷は生じえないはずである．
   - 神経にアプローチする前に針をいったん止めてから慎重に穿刺する．斜角筋ブロックのような場合では神経線維束が貫通されるかもしれず，これは神経に隣接した構造物に直接針を挿入することを意味している．注意して操作し，針の先端をはっきりと画面に映すようにする．

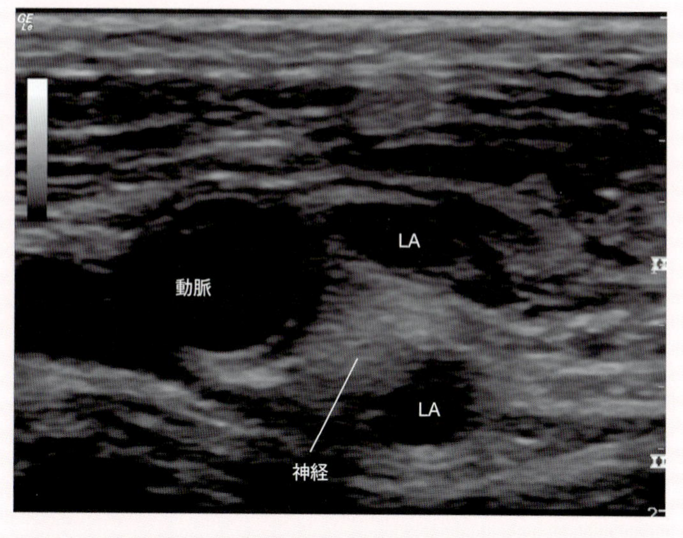

図 11.9　US 画面：大腿神経が局所麻酔薬のなかを“浮いている”
LA：局所麻酔薬.

- 患者に神経の分布する範囲内で電撃のような感覚を感じたかどうかを尋ねる. もし感じたならばすぐに針を引き抜く.

6. 神経の周りに局所麻酔薬を浸潤させる. 局所麻酔薬は低エコー(暗い)の液体として観察される. 神経が局所麻酔薬のなかを“浮いている”ようにみえるまで浸潤させる(図 11.9). この状態に至るまでにしばしば針の再配置を余儀なくされるだろう.
7. もし大腿神経ブロックのように血管の近くで操作をしているなら, ときどきシリンジに陰圧をかけて血管損傷がないかを確かめる.
8. 大きな神経は小さい神経に比べてより多くの量の局所麻酔薬が必要である. これは特に大腿や膝窩に該当する.
9. 針を抜いて処理する.
10. もしブピバカインのような長時間作用型薬物を使用した場合は最大15分待ち, もし効果がないならば神経ブロックを繰り返す. 最も末端の神経にブロックが行われたときでさえも効果が最大になるには30分以上かかる.

特定の神経ブロックに関する注意事項

斜角筋ブロック（腕神経叢）

患者の体位：仰臥位で，穿刺部位とは反対方向に頭を向ける．首の半分くらいのところにプローベを鎖骨と平行に置く（**図 11.10**）．中心静脈穿刺のように総頸動脈と内頸静脈を同定する（**第 10 章**『エコーガイド下穿刺』参照）．そして前斜角筋と中斜角筋がみえるまでプローベを外側に動かす．個々の解剖は多様であるが，3 本のはっきりとした神経束として，腕神経叢の根部がこの 2 つの筋肉の間にみえる（**図 11.1** 参照）．最もよい画像を得るためにプローベを首で上下に動かす．ドップラーを使って神経根が血管ではないことを確かめる（**図 11.2** 参照）．もし腕神経叢を確認することができなかったなら，患者に頭の向きを変えてもらってスキャンし直す．こうすると神経束がよりわかりやすくなることがある．

このブロックはときどき患者を臥位にしなければならないので，肩の脱臼や骨折のある患者では仰臥位にするとは痛みを伴う．この体位は関係のある

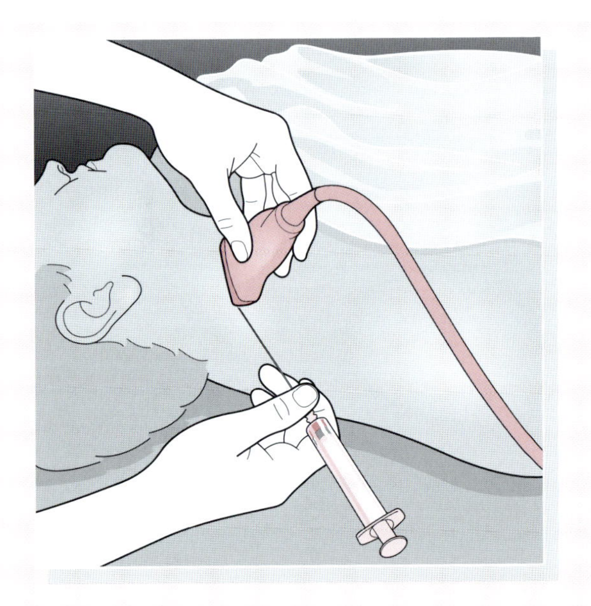

図 11.10　斜角筋ブロック時のプローベの位置

解剖が少し変化するため，初心者には紛らわしいので神経ブロックに成熟した後に試みるべきである．この経験則は鎖骨上ブロックにも応用される．

椎骨動脈，硬膜外腔，横隔神経といった重要な構造物への誤注入の危険性があるので**針の先端**が確認できるまで針を進めないように十分注意する必要がある．

鎖骨上ブロック(腕神経叢)

患者の体位：仰臥位で，穿刺部位とは反対方向に頭を向ける．首の付け根の鎖骨上の窪みにプローベを鎖骨と平行に置く(**図 11.11**)．第1肋骨を覆っている鎖骨下動脈を同定する．そして鎖骨下動脈の外側にあるより小さい低エコーの腕神経叢の神経幹を同定する(**図 11.12**)．非常に効果的な神経ブロックであるが動脈や胸膜が近くにあるために損傷の危険をはらんでいる．

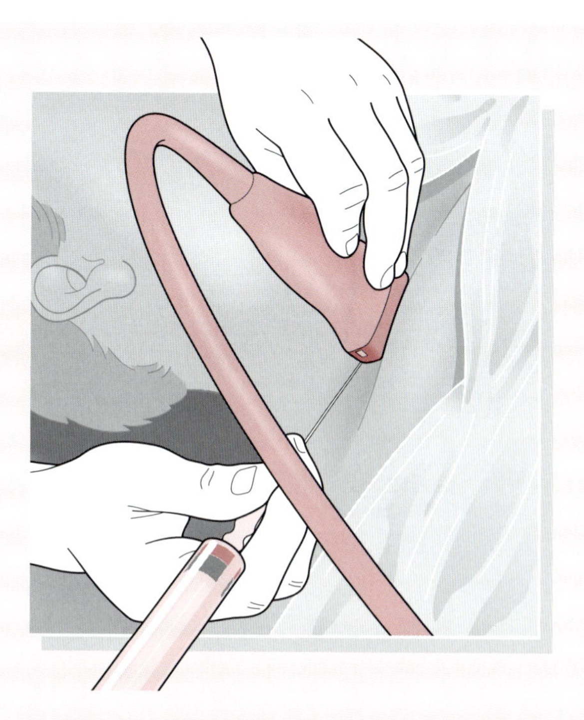

図 11.11 鎖骨上ブロック時のプローベの位置

Ⓐ

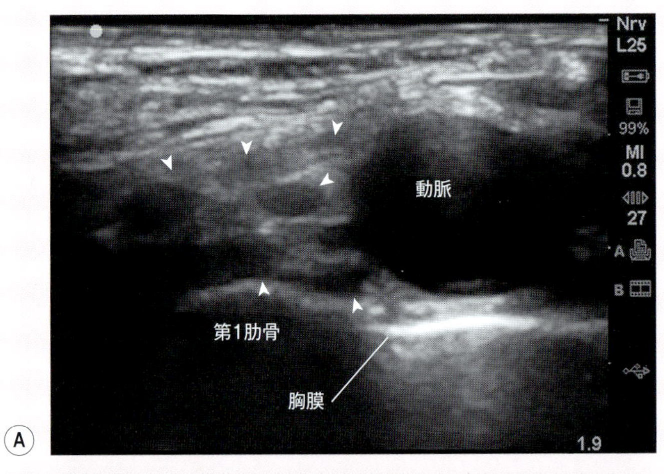

Ⓑ

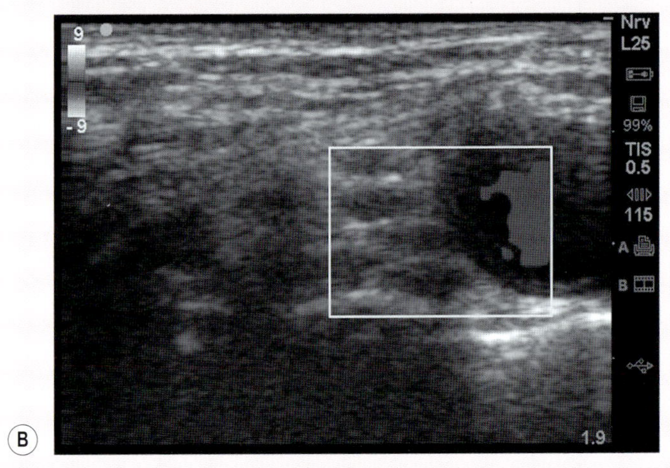

図 11.12　US 画面：鎖骨上ブロック

(A) B モード：腕神経叢の神経幹(矢頭).（B) ドップラー画像.

腋窩神経ブロック

患者の体位：仰臥位で可能であれば腋窩を露出するように腕を外側に向ける(このブロックはもたれかかった状態で行われることもある)．プローベを腋窩の真下に横向きに置く(図11.13)．主なランドマークは上腕の最も近位の腋窩動脈である．神経がはっきりみえるところを探して近位や遠位に数cmずつスキャンする．ブロックの標的の3つの神経(正中神経，尺骨神経，橈骨神経)は腋窩動脈に隣接して位置している(図11.14)．3つの神経それぞれ個別に浸潤させる．筋腹に隣接する筋皮神経への浸潤と相まったときにこのブロックは一番効果的となる(図11.15，図11.16)．

正中神経ブロック

患者の体位：仰臥位で腕を90°内転させる．前腕の中央の手掌側に横向きにプローベを置く(図11.6)．前腕の屈筋の間を走行している神経を同定する(図11.3，図11.4参照)．

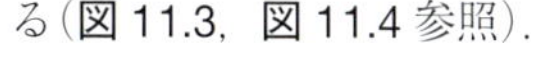

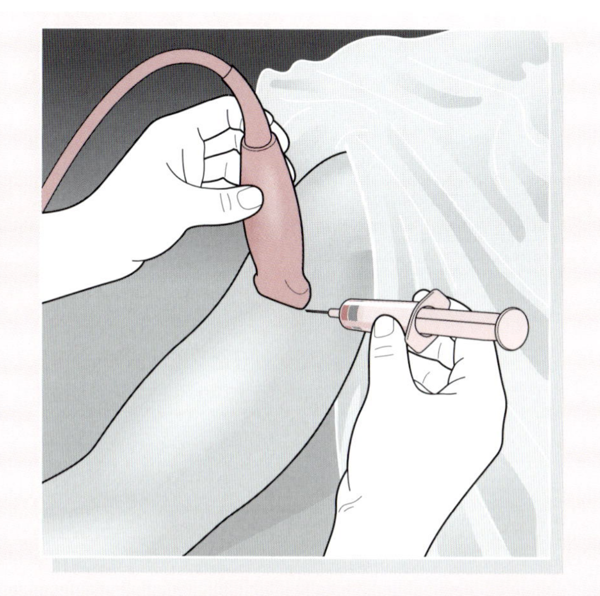

図11.13 腋窩神経ブロック時のプローベの位置

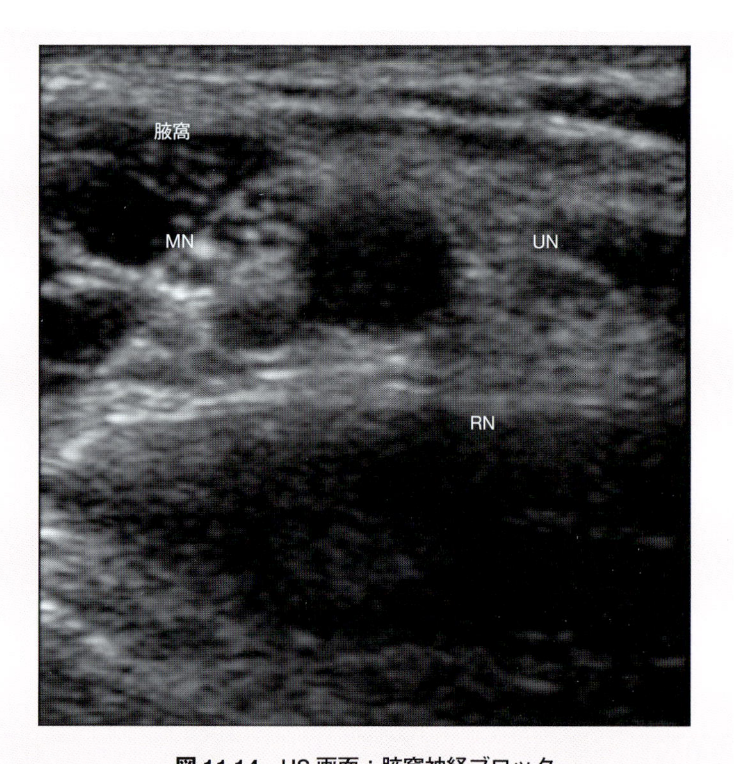

図 11.14　US 画面：腋窩神経ブロック
MN：正中神経，UN：尺骨神経，RN：橈骨神経．腋窩神経は示されていない．

尺骨神経ブロック

患者の体位：仰臥位で腕を 90° 内転させる．前腕の遠位の手掌側の手首の近くに横向きにプローベを置く(図 11.17)．尺骨動脈を同定する．尺骨神経は尺骨動脈の尺側にすぐ接して存在している(図 11.18)．神経が動脈から離れるまで，神経に沿って近位にプローベを動かす．最も安全なブロックの場所は，尺骨神経がはっきりとみえるところで尺骨動脈から離れたところである(図 11.19)．

橈骨神経ブロック

患者の体位：仰臥位で腕を 90° 内転させる．上腕二頭筋の外側の肘前窩に

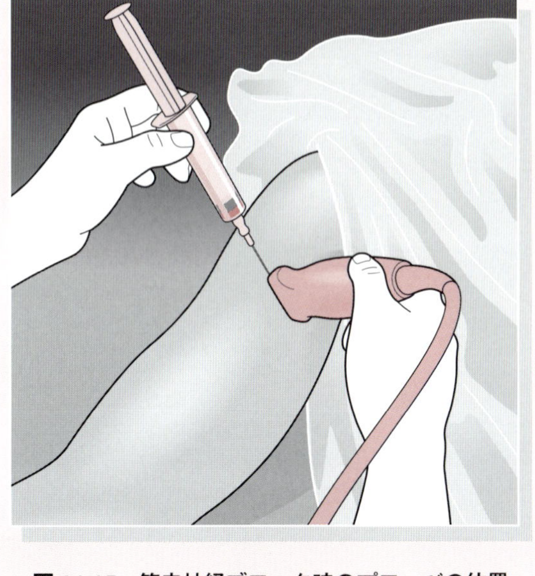

図 11.15 筋皮神経ブロック時のプローベの位置

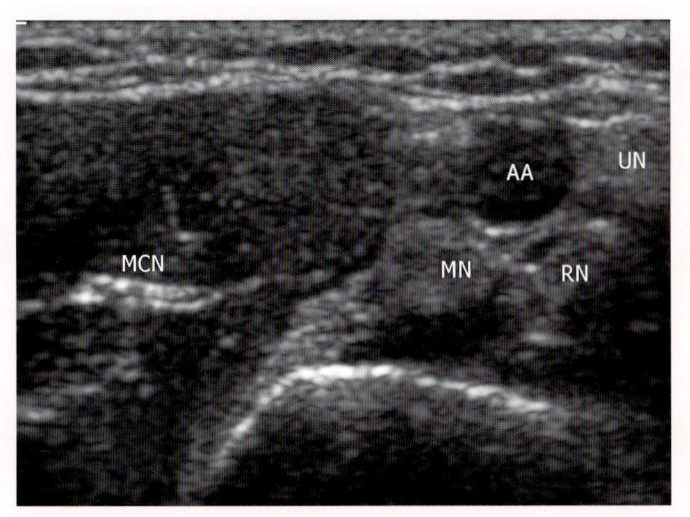

図 11.16 US 画面：筋皮神経(MCN)，腋窩神経(AA)，尺骨神経(UN)，橈骨神経(RN)，正中神経(MN)

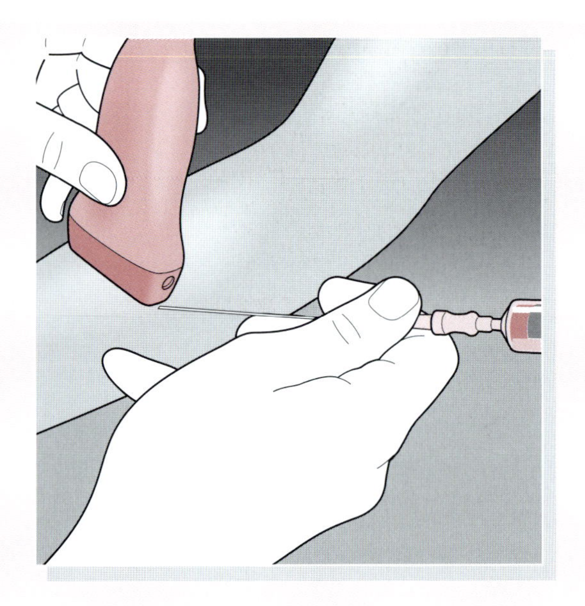

図 11.17　尺骨神経ブロック時のプローベの位置

横向きにプローベを置く(図 11.20). 上腕筋と腕橈骨筋の間の神経を同定する(図 11.21).

大腿神経ブロック

患者の体位：仰臥位で脚を内転させる. 鼡径部の皺に, それと平行にプローベを置く. ここで大腿神経は大腿動脈のちょうど外側に高エコーの三角形の構造物としてみえ, おおよそ恥骨結合と上前腸骨棘の間にある. 大腿神経は大腿筋膜の奥に横たわっている(図 11.8, 図 11.9 参照). 三角形の大腿神経の 3 つの角のそれぞれに局所麻酔を注入することにより, 大腿神経ブロックの効果を最大限にする.

コツと落とし穴

- 解剖と US のみえ方の詳細な知識は腱のような構造物を損傷しないために不可欠である.

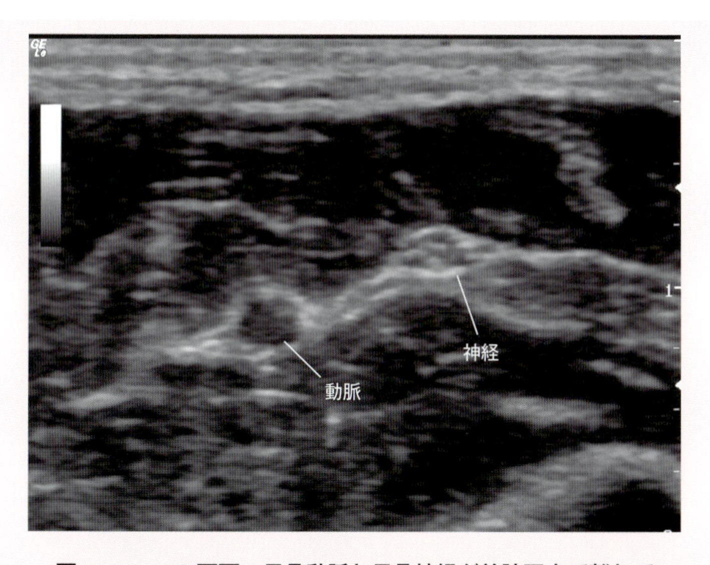

図 11.18 US 画面：尺骨動脈と尺骨神経が前腕正中で離れている様子

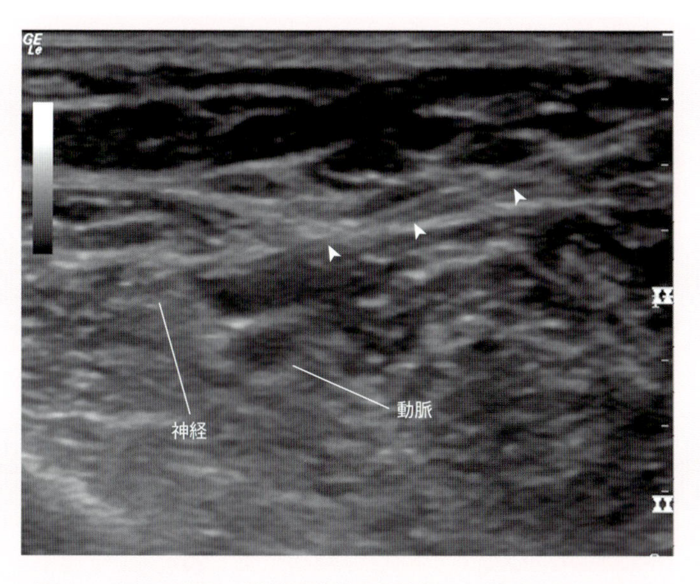

図 11.19 US 画面：針（矢頭）が尺骨神経にアプローチしているところ

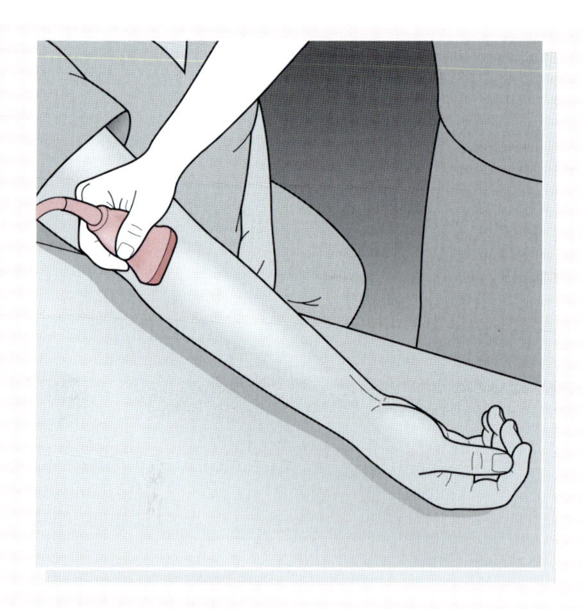

図 11.20　橈骨神経ブロック時のプローベの位置

- もし神経損傷をきたした場合はかなりの潜在的な長期の有病率であるため，特に初心者は常に注意をする．
- 鎖骨上の神経ブロックよりも斜角筋や腋窩神経ブロックが有利な点は，もし誤って動脈に穿刺した場合でも出血を止めるために直接圧迫できることである．
- 視線の先にUS機器をもってくる．
- 適切な設定やゲインを調節して画像を最適化する．
- ブローべを滅菌するために助手が必要である．スタッフの人数に制限がある場合は，あらかじめ滅菌状態を維持する過程に習熟することが最もよい．
- 穿刺をする前に必要とされる針の長さをUSで計測する！　この過程は針が短すぎて届かないということを防ぐ．
- 神経や近くの血管損傷は次のように防ぐ．
  - ほかの構造物からできるかぎり離して針を刺入する．
  - 針の先端が常にみえるようにしてゆっくりと針を進める．
  - 神経に到達する前に針をいったん止めて，その後注意して進める．

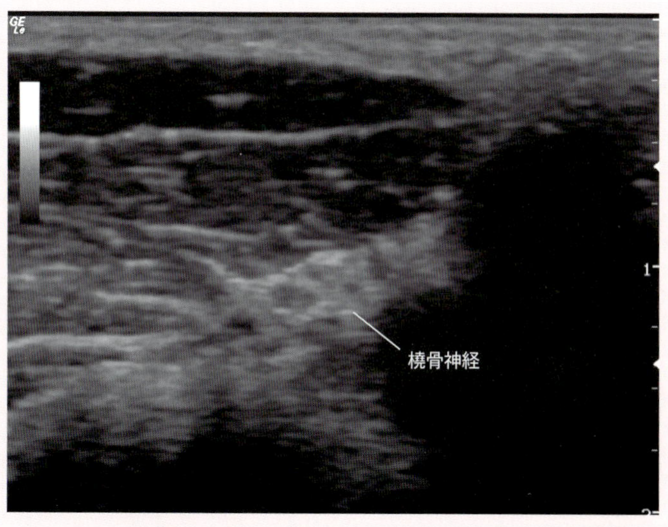

図 11.21 US 画面：橈骨神経ブロック

- 血管が近くにあるとき，血管を誤って貫通していないかをシリンジに陰圧をかけて確かめる．
- もし患者が神経の分布の範囲内で電撃のような感覚を自覚したなら針を引き抜く．

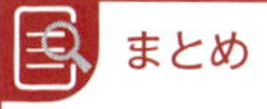

まとめ

- ➡ リアルタイム US ガイド下での神経ブロックは最も実践的で合併症の危険性を減少させる．
- ➡ 習熟度に依存するが鎮静を避けることにより見守り時間や滞在時間の大幅な短縮を図ることができるかもしれない．
- ➡ 最初はこの技術を習得することは難しい．
  みえないものを穿刺してはいけない．針が何を貫いているかを知るべきである！

12 深部静脈血栓

Niall Collum, Russell McLaughlin

深部静脈血栓はあるか

深部静脈血栓(Deep Vein Thrombosis：DVT)は，米国で急性心筋梗塞，脳卒中に次いで3番目に多い心血管疾患であり，1年で200万人もの人が罹患する．英国においてDVTの年間発症率は成人1,000人あたり0.5～1人であり，年間6万件にも及ぶ．肺塞栓は英国で年間8,000人が死亡する疾患であり，その原因の90%がDVTである．実際には診断に至っていない肺塞栓とDVTも多くある．

多くの患者が自分でもしくはかかりつけ医に勧められて，足の痛みと腫脹を主訴に救急外来を受診する．DVTの検査は信頼性の低いものが多く，さらなる検査が必要とされてきた．

DVTの診断は早期に正確に行うことが重要であり，ひいては早期の治療介入につながる．

なぜ圧迫法を使うのか

エコー(Ultrasound：US)による圧迫法は，近位部のDVTの診断において，感度特異度ともに98～100%といわれており，有症状のDVTの診断において，放射線科医が使う診断ツールの1つである．さらに，救急外来においては，圧迫法は診断までの時間を有意に減らすことができる．

3点圧迫法は標準的な圧迫法の簡易版であり，簡単に取得でき，手軽に行え，近位のDVTの診断において正診率の高い手法である．近位のDVTの診断において，感度93～100%，特異度97～100%であると報告されている．患者の治療方針を決定するうえで有用な方法であり，放射線科への検査依頼も減るため，時間も節約でき患者を効率よくみることができる．

3点圧迫法の限界は膝窩より遠位のDVTの検索が困難な点である．しかし，多くの臨床医は，膝下のDVT患者において抗凝固療法の欠点(合併症やコスト，面倒さ)が，その有益性を上回ることを考慮している．

DVTにおいて，主要な危険因子は感染症と塞栓である．圧迫法で近位部のDVTは否定できたが，膝下DVTのあるかもしれない患者の塞栓症のリスクは0.7～1.1%といわれる．しかし，膝下のDVTが移動してしまうリスクは2～36%といわれている．それゆえ，3点圧迫法で正常でも，DVTのリスクの高い患者においては，1週間ごとに繰り返しUS検査をするべきである．抗凝固薬の導入にあたっては，各施設のプロトコルに従うべきである．

臨床におけるDVTのリスク評価には，表12.1に示すWell'sスコアが有用である．

解剖(図12.1)

- 膝窩静脈は膝裏の腓腹静脈合流部から起始している．膝蓋窩においては膝窩動脈よりも表面を走行しており，浅大腿静脈が通る内転筋管を上行する．

表12.1 Well'sスコア：臨床的なDVTリスク評価

臨床的な判定項目	スコア
癌(治療中，もしくは6か月以内に治療，姑息的治療中のもの)	＋1
麻痺あるいは最近のギプス装着	＋1
ベッド安静＞3日または手術後＜4週	＋1
深部静脈触診で疼痛	＋1
下肢全体の腫脹	＋1
下腿直径差＞3cm	＋1
患肢の圧痕性浮腫	＋1
DVTの既往	＋1
患肢の表面静脈拡張	＋1
診断がDVTらしくない	－2
スコアの合計	
DVT高リスク	2点以上
DVT低リスク	2点未満

DVT：Deep Vein Thrombosis（深部静脈血栓）

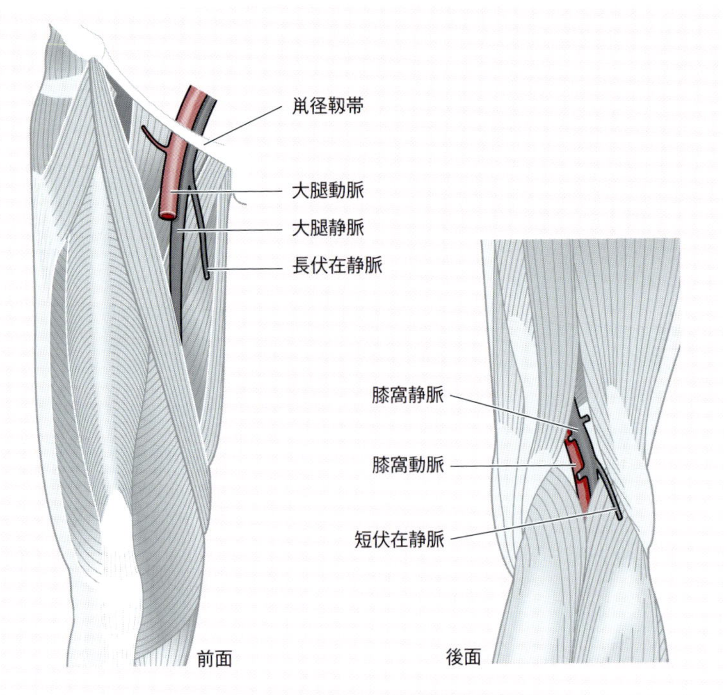

図 12.1　大腿静脈と膝窩静脈の走行

- 大腿静脈は大腿の前内側に位置している．起始部は大腿動脈と同じ深さにあり，大腿の内側を上行する．大腿深静脈は鼡径靱帯の約 4cm 尾側の大腿静脈に合流する．
- 長い伏在静脈は，近位側は大腿静脈に合流する．大腿静脈は上行するにつれ，鼡径靱帯の上あたりで外腸骨静脈となる．

臨床像

これはしばしばあてにならない．疑ったら，別の方法で DVT の有無を確認する．

- 病歴聴取：腓腹筋や大腿の非外傷性の疼痛や腫脹についての病歴や，無動などの危険因子の認識，最近の手術歴，喫煙歴や腫瘍の有無などについて詳しく聴取する.
- 検査：大腿部の腫脹やふくらはぎに沿った疼痛，患側の圧痕浮腫といった所見から診断に至る.
- 息切れや血圧低下，頻呼吸，頻脈，胸膜痛，胸郭の虚脱など肺塞栓を示唆する所見がある場合もあり.
- 多くの鑑別疾患：症候性の Baker 嚢胞や蜂窩織炎，血栓性静脈炎，軟部組織損傷，リンパ腫などがあることを念頭に置き，鑑別を進める.

警告
- **描出が不良であれば，しっかり証明されるまでは DVT はあるものとして扱う.**

検査の前に

- 場所を確認する.
- 部屋を暗くする.
- 患者が楽な体勢であるか確認する.
- エコーゼリーを十分な量使う.

方法と画像

患者の体位

鼡径部から内転筋管（図 12.2）

- 仰臥位にし，大腿静脈の走行に沿ってエコーゼリーをつける.
- 下腿を 10〜15° 屈曲させ，少し外旋させる.

膝窩静脈領域（図 12.3）

- 観察するほうの足を上にして半側臥位をとる.
- もしくは膝を曲げ，検査台の端にのせる.
- 膝を 25〜30° 屈曲させる（膝窩の筋膜や静脈の張りをとる）.

プローベとスキャン設定

- 軟部組織観察用の B モードに設定する.

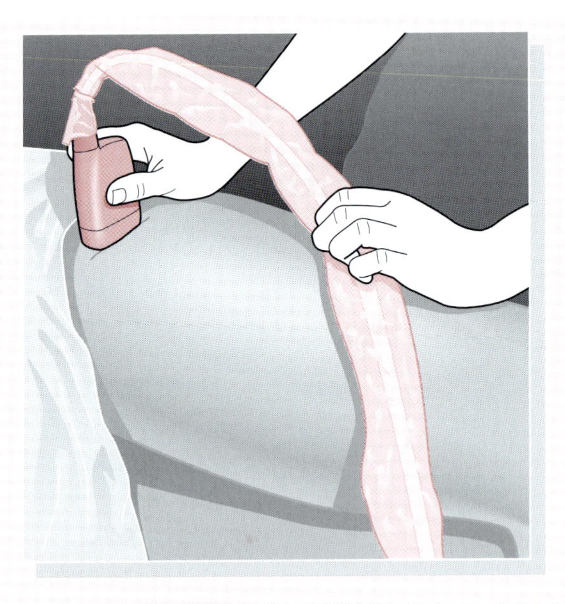

図 12.2 はじめの体勢（仰臥位で左大腿外旋）でプローベを左鼡径部にあてている様子

- 基本的には高周波（5.0〜7.5MHz）のリニアプローベを用いる．体格の大きな患者の場合には低周波プローベを用いる場合もある．
- depth は 3〜4cm に設定する．
- 焦点深度は 3cm とする．

プローベの位置とランドマーク

- プローベのマーカーが患者の右側になるように横向きに保持し，あてる（図 12.2 参照）．これは長軸のまま静脈を圧迫しようとすると，プローベがずれてしまい圧迫が有効にできないことが多いためである．
- 鼡径靱帯の中央から観察を始める．“ミッキーマウスサイン”（図 12.4）を認めた部位でプローベをとめ，軽く保持する．

  “ミッキーマウスサイン”

  - 壁の厚い大腿動脈が大腿静脈の外側に拍動してみられる．
  - 大腿静脈と伏在静脈の合流部である．壁は薄く，動脈の拍動が伝わる．

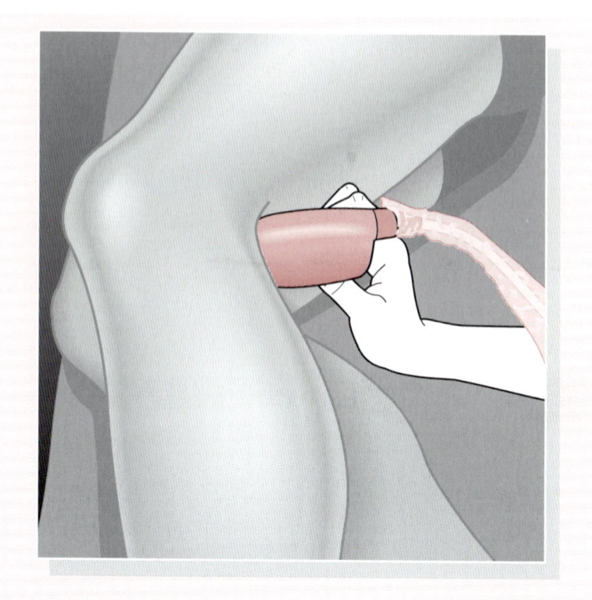

図 12.3 次の体勢(半側臥位)でプローベを左膝窩にあてている様子

- 正常な静脈の前壁と後壁に優しく圧迫を加える．このとき動脈は，静脈に比べて潰れない．
- 大腿静脈と伏在静脈の合流部にプローベをあてる．圧迫したときと圧迫を解除したときの 2 枚の画像を保存する(図 12.4，図 12.5)．
- 大腿静脈を圧迫／解除を繰り返しながら遠位(理想的には内転筋裂孔)まですべて描出し(後述の『便利なヒント』の項参照)，2 枚の画像を保存する(図 12.6，図 12.7)．
- 膝窩領域の観察をするために患者の体位を取り直す．
- プローベを膝窩にあてたときに，表面に膝窩動脈が描出できると理想的である．より深い位置には拍動を伴った動脈が描出できる．
- 膝窩静脈の圧迫／解除を繰り返しながら内転筋管から腓腹静脈との合流部まで描出し，2 枚の画像を保存する(図 12.8，図 12.9)．

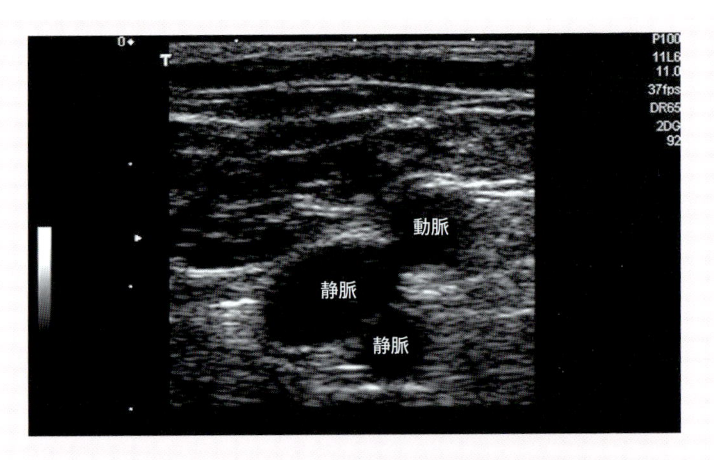

図 12.4　US 画面：伏在静脈と大腿静脈の合流部
プローベによる圧迫なし．ミッキーマウスの顔にみえるので“ミッキーマウスサイン”．

静脈のいたるところで，内腔に高エコーの物質がみられ，かつ圧迫で潰れない場合，DVT がある可能性が高い．この所見が得られれば，検査はそこで終了してよい(図 12.10，図 12.11)．

必要不可欠な画像

少なくとも以下に示す 6 枚の画像は覚えておく必要がある．

- 伏在静脈と大腿静脈の合流部の圧迫時と解除時
- 大腿静脈遠位端の圧迫時と解除時
- 膝窩静脈の圧迫時と解除時

警告

- **圧迫するしないにかかわらず，すべての画像において，解剖学的に理解し，動脈と静脈を同定する．**

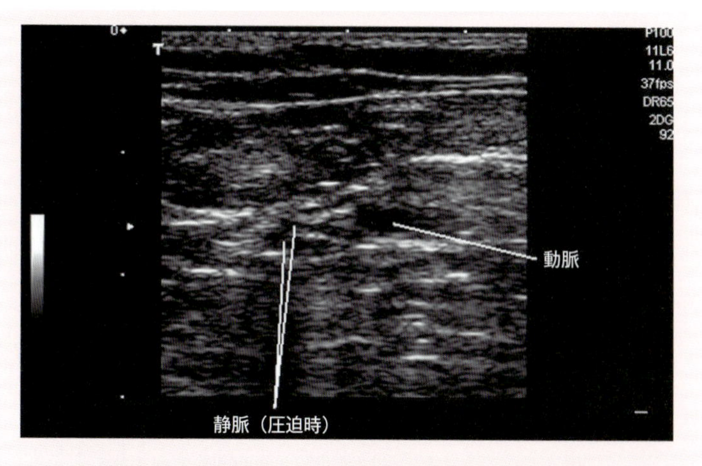

図 12.5　US 画面：正常な伏在静脈大腿静脈合流部
圧迫時.

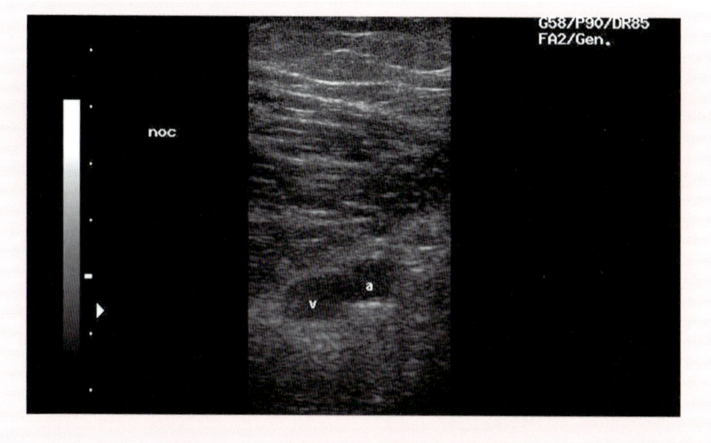

図 12.6　US 画面：正常な大腿遠位部
noc：圧迫なし，v：静脈，a：動脈.

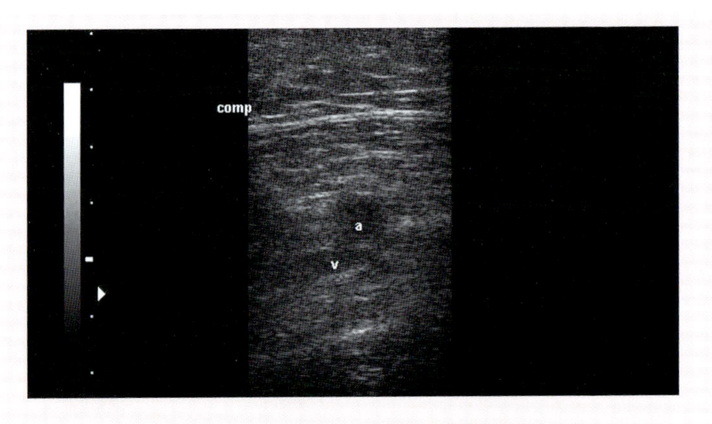

図 12.7　US 画面：正常な大腿遠位部
comp：圧迫時，v：静脈，a：動脈．

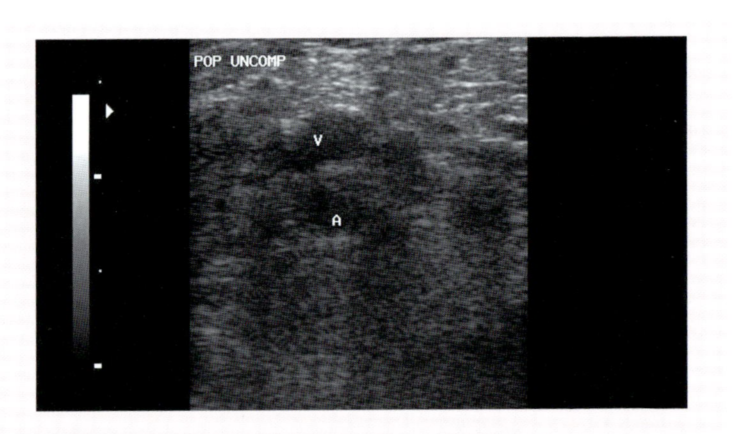

図 12.8　US 画面：正常な膝窩
非圧迫時．V：静脈，A：動脈．

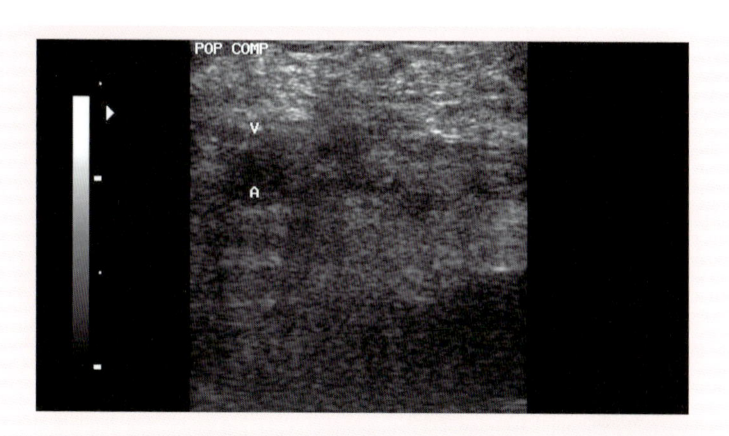

図 12.9 US 画面：正常な膝窩
圧迫時．V：静脈，A：動脈．

便利なヒント

- 何度もいうようだが，3 点圧迫法は鼡径と大腿中部，膝窩のみを描出する方法である．静脈の遠位端は DVT があったとしてもわずかにしか潰れず，潰れない場合さえある．触知しやすい大腿静脈から描出するのが一般的である．
- 十分にエコーゼリーをつける．
- 血管の内腔が完全に潰れるほど押しつける必要はなく，優しく圧迫する（特に膝窩の観察時）．
- 大腿静脈の描出が難しければ，Valsalva 手技を用いるとよい．正常であれば，息んでいる間は 15％の静脈径の増加が見込める．同時に腸骨静脈の血栓閉塞を除外する所見ともなるが，うっ血性心不全の患者ではこの所見は乏しい．
- 動脈と静脈は時折判別が難しい場合があるため，その見分けにはカラードップラーや脈波エコーが有用である（図 12.12）．
- 血管を遠位まで描出する過程で，必要に応じて視野の depth や焦点深度を変えてもよい．

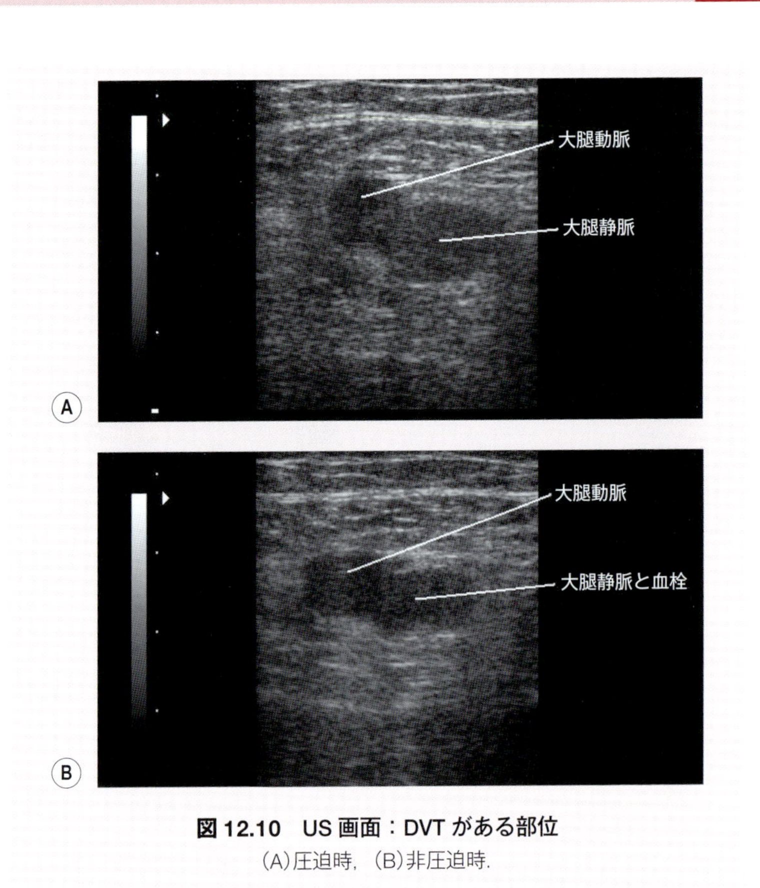

図 12.10　US 画面：DVT がある部位
(A)圧迫時，(B)非圧迫時.

- 肥満患者では，高周波プローベでは分解能が低いため低周波の腹部プローベを用いる必要がある.
- 仰臥位での膝窩静脈の描出が難しければ，座位や立位にして再度観察してみるとよい.
- 以前に DVT を含めた血管疾患の既往がある患者では，静脈が圧迫で潰れず，偽陽性となることがある.
- 35%以上の人に膝窩静脈が 2 本ある．そのため偽陰性ととらないよう注意が必要である.
- どこにあててもよい画像が得られない場合は，ほかの画像検査を考慮する.

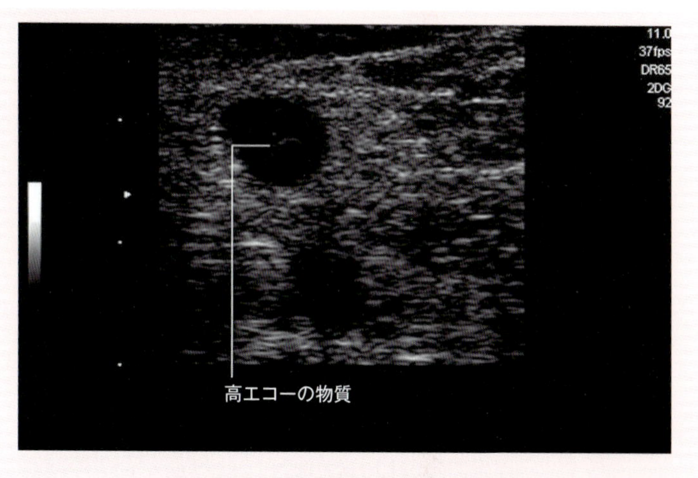

図 12.11 US 画面：DVT 血管内腔
高エコーの物質が確認できる.

3 点圧迫法でわかること

- 膝窩静脈より近位部の DVT の有無

3 点圧迫法ではわからないこと

- 腓腹静脈の DVT の有無
- 感染症や血栓閉塞の可能性
- US 所見が正常であった場合の痛みの原因

注意点

- 近位部 DVT：それぞれの施設のプロトコルに応じた治療を行う.
- 近位部の DVT でない場合

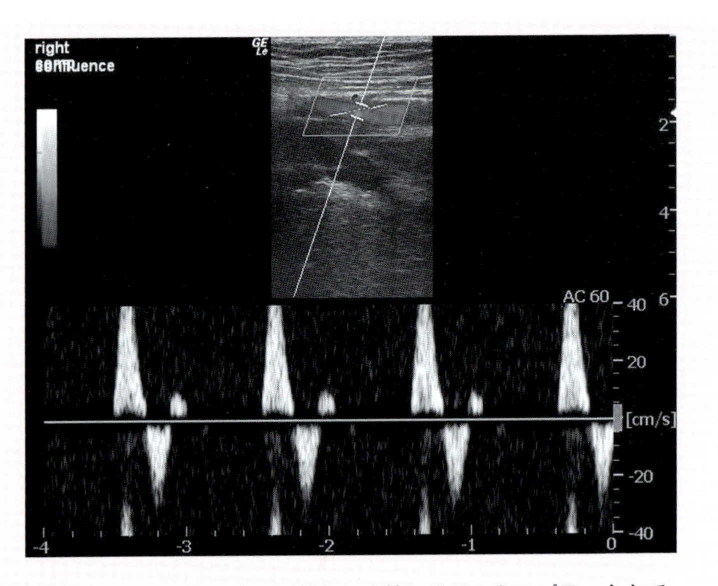

図 12.12　US 画面：大腿近位部の血管にカラードップラーをあてたとき

- 膝窩以下の DVT リスクのある患者では，近位部の静脈が正常であっても DVT の進行を除外するため 48 時間から 1 週間ごとに, US 所見をフォローすべきである.
- 症状の原因となるようなほかの原因がないか再評価すべきである.

● 血管の描出が困難な場合：放射線科医に相談し，経過の長い DVT は治療開始を検討する.

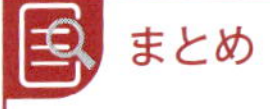

まとめ

➡ 3 点圧迫法は，近位部の DVT を素早く正確に診断することができる有用な検査である.

➡ 素早い診断は救急外来や放射線検査室において，いち早く血流を改善することにつながる.

13 筋骨格系組織と軟部組織

Niall Collum, Russell McLaughlin

観察項目

- 出血の有無
- 膿瘍の有無
- 脱臼の有無
- 骨折の有無

小児の骨盤内出血

非外傷性の股関節痛は小児においてよくみられる症状であり，多くの炎症や感染症を示唆する所見である．足を引きずって歩く小児は解剖学的な異常をもっていることが多く，臨床症状やX線所見のみで場所を特定することは困難である．ベッドサイドでエコー(Ultrasound：US)を施行し，原因として骨盤内出血をいち早く同定することは，診断ミスを防いだり，骨折が疑われた幼児にギプスを巻くといった不必要な治療を避けることにつながり，有用である．

非外傷性の股関節痛は成人ではまれであり，股関節は描出するのが難しい．本章では，成人の骨盤のスキャンニングから推定される，あらゆる関節の出血の診断や治療における有用性を示す．

なぜエコーを使うのか

- **診断**：USは被曝の心配はなく，簡便にかつ低コストで短時間で施行できる．出血の範囲の拡大がないか繰り返し測定することも可能である．年長の小児にとっては，針を使わない“イカした”検査であろう．
- **位置確認とドレナージ**：USは浸出液の穿刺時のガイドとしても有用である．
- **ほかの関節**：臨床診断とランドマーク法による穿刺吸引は，膝などほかの関節における大出血を同定するためには有用である一方で，US による同定は，肥満患者においても小さい出血でもみつけることにおいても有用である．

臨床像

股関節に疼痛を伴っている小児は多くの場合，足を引きずって歩いている．発熱があるかもしれない．時には受傷部位が左右どちらかを判断するのは難しい場合もあるが，両側であることはまれである．小児における非外傷性の股関節痛の原因はさまざまであり，以下のようなものがある．

- 一過性の滑膜炎
- 細菌性関節炎
- Perthes 病
- 大腿骨頭すべり症

検査の前に

- 児と両親に検査の流れを説明し，同意を得る．
- 患者を寝台に仰臥位に寝かせる．
- 幼児にとって注意をそらす方法は有用である．もし可能であれば，両親や保護者にも手を貸してもらう．薄暗い照明が望ましい．ことによると，小児はプローベをつかみかねないため，検査にあたっては彼らを安心させ，不安のないようにすべきである．決して彼らの手を払ってはいけない．
- 股関節部を露出させることは必要であるが，下着やおむつはなるべく身につけたまま行う．

方法と画像

患者の体位

- 股関節を屈曲することなく，自然な位置となる仰臥位が理想である（図 13.1）．
- しかし，完璧な体位を保つよりも，小児を動かないようにするほうが重要である．もし児が股関節を伸展したがらないようであれば，両側の股関節がぴったり同じ位置になるようにして検査を行う．
- この方法は股関節の形成異常をみつけるために用いるものとはまったく異なる方法である．混乱のもとである．

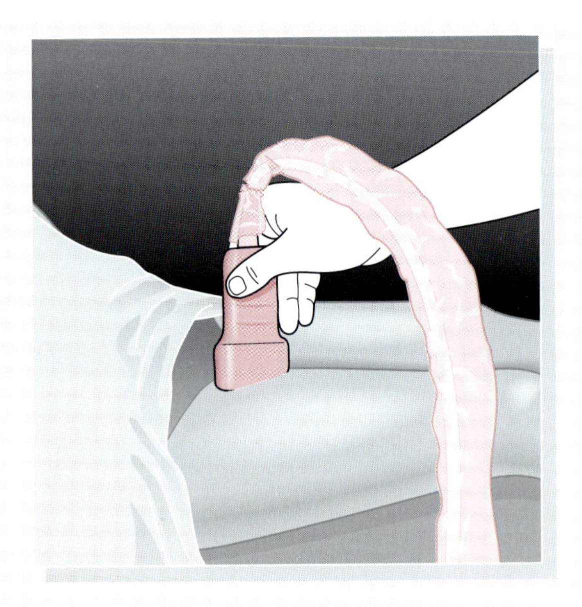

図 13.1　患者は仰臥位
大腿頸部の長軸と平行にプローベをあてる.

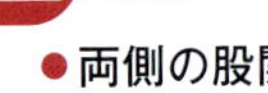

警告

- **両側の股関節を，足を伸ばした楽な体位で同じように検査すべきである.**

プローベとスキャン設定

1. 高周波(7～12MHz)のリニアプローベを用いる.
2. 小児の股関節や筋骨格系用にあらかじめ複数のプローベをセットしておく. もしできなければ, 骨膜表面の一番深いところから3か所焦点を使ってみるとよい. 通常は皮膚から数cmの深さに描出される.
3. 軟部組織は相対的に灰色に, 貯留液は黒色とコントラストをはっきり描出するために, ゲインやグレーマップを最大限活用する.

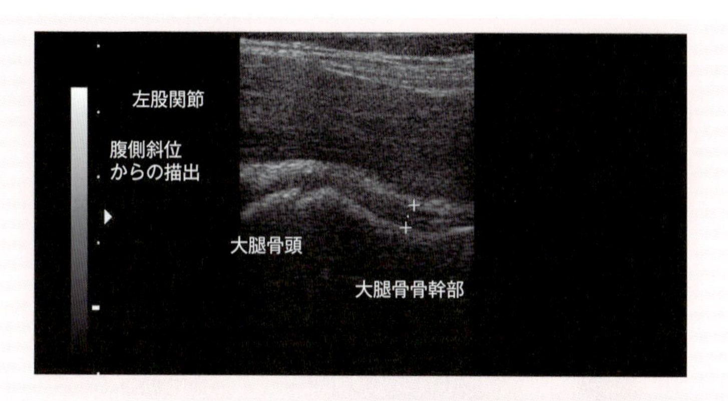

図 13.2 US 画面：正常な股関節
腹側斜め方向から描出した像．関節裂隙を計測する．

プローベの位置とランドマーク

1. 図 13.1 に示すように股関節前面から，大腿頸部の長軸に対して斜め方向にプローベをあてる．
2. 図 13.2 にみられるように以下のものを同定する．
   - 大腿骨頭および大腿骨頸部の高エコーな骨膜
   - 寛骨臼の後方域
   - 高エコーな骨端軟骨（成長線も含め）
   - 腸腰筋と関節包
   - 正常な関節包の後方の陥凹とその前後の平行なエコースペース
   - 正常な関節包は陥凹面から大腿骨頸部骨面までの距離は 2～5mm
3. 機器に内蔵された計測ソフトを用いて骨膜の幅を一番広い部位で垂直に計測する（図 13.2）．
4. 両側を比較する．股関節包の幅は左右対称で 2mm 以内である．
5. 浸出液の貯留がある場合は，以下の項目が 1 つ以上当てはまるときに経過観察とする（図 13.3）．
   - 無エコーな液体貯留が関節包内で拡大している：凸面
   - 関節包の幅が 5mm 以上ある
   - 左右比対称：健側と比較し，関節包の幅が 2mm 以上深い場合

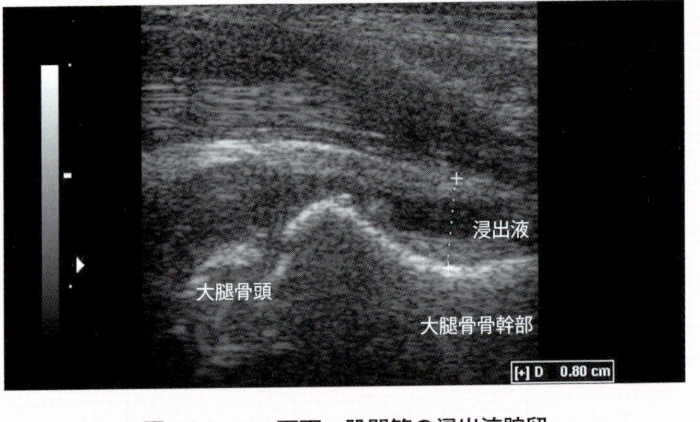
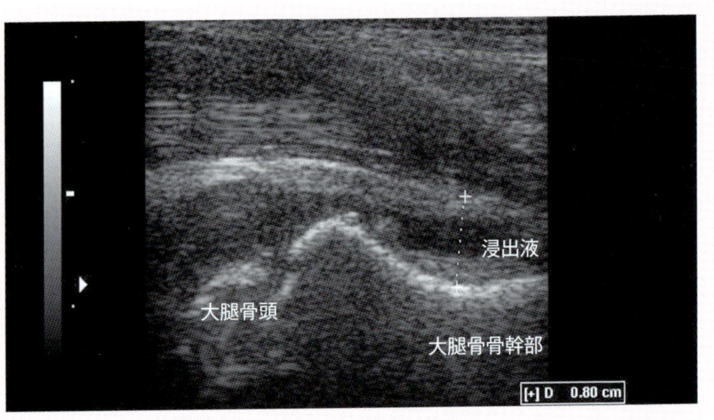

図 13.3 US 画面：股関節の浸出液貯留

乳幼児では，正常な関節包の幅の上限は 5mm 以内である．上記のような場合，凸面や左右非対称は液体貯留を示唆する所見である．

関節炎では高エコーの沈殿物を認めるが，関節炎であっても貯留物のない場合や，反対に沈殿物があっても感染がない場合もある．そのため，沈殿物の有無は感染があるかないかの指標にはならない．

関節穿刺

すべての関節液貯留に対して穿刺を行う必要はない．関節穿刺を施行するかどうかは，臨床症状やほかの検査結果を参考に決める（詳細は後述の『注意点』の項参照）．関節穿刺は，患者や施設の設備に応じて，急患室や手術室，透視室などどこでも施行できる．

施行する場合は以下の準備が必要である．

- 患者や家族に説明し同意を得る．
- 同意が得られれば，局所麻酔のほか，必要に応じて適切なモニター管理を行ったうえで鎮静薬を追加したり，手術室で全身麻酔のうえ施行する場合もある．
- 滅菌されたプローベとゼリーを用いて，滅菌操作で行う（**第 10 章**『エコーガイド下穿刺』参照）．

- 適切な針と注射器を準備する.
- 液体の培養検査をオーダーする.

USガイド下での股関節の穿刺は液体貯留のドレナージの方法と似ている(**第10章**『エコーガイド下穿刺』参照). はじめはプローベの長軸像に沿って針を進める. 画面上で針先もしくはそのアーチファクトを同定し, 貯留した液体に到達し吸引する過程をしっかり描出する.

必要不可欠な画像

左右それぞれの股関節の解剖が同定できる画像(それぞれ3枚ずつ描出し, 最もよいものを1つ選ぶ).

便利なヒント

- 左右を比較すること(**図13.4**). 小児では, はじめから疼痛がある患側ではなく健側からUSをあてることで, 信頼を得る.
- 両側に液体貯留を認めることがあるため注意する.
- 骨膜面までの距離を垂直に測定する. 角度をつけて測ると距離が長くなってしまうためである(**図13.5**).

エコーでわかること

- 液体貯留の有無は90%以上の確率で描出できる.

エコーではわからないこと

- 液体貯留の原因. 時折, 大腿骨すべり症の"ずれ"がみえたり, Perthes病で大腿骨頭の分裂がみえる場合もある. しかしながらこれらは病気が進行してからみられる徴候であり, これらの所見がないからといってそれらの疾患が否定できるわけではない. もし, 液体成分の分析が必要な場合は, 穿刺吸引を施行すべきである. しかし, USは臨床所見や白血球数などの検査所見と併用すると, 大変有用である.
- 感染の有無. 関節炎の診断はUSでは難しく, **骨髄炎**の除外も困難である.

注意点

- US上液体貯留がない場合：症状のほかの原因を探す.
- 鮮明な画像が得られない場合：繰り返し評価を行う.
- USで液体貯留を認めた場合：さらなる検査(血液検査や単純X線写真, MRIなど)を行い, 臨床症状に応じて治療方針を決定する.

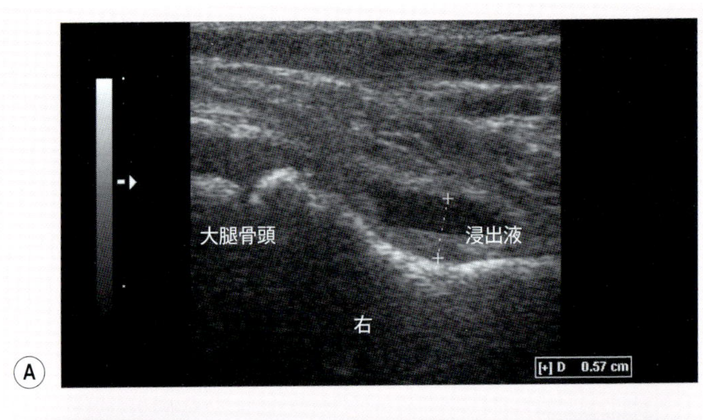

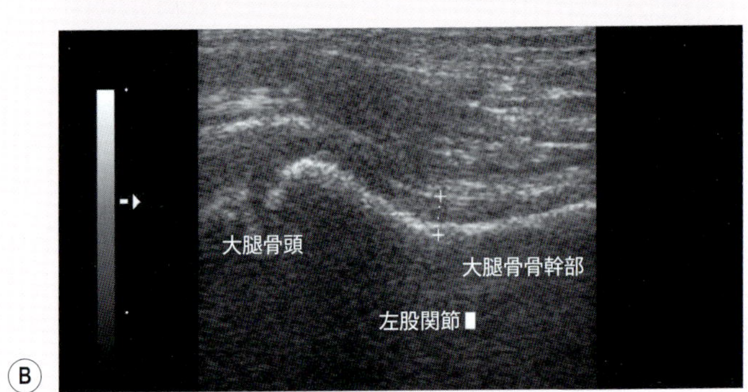

図 13.4　US 画面：比較画像
患側(A)は正常な健側(B)よりも関節裂隙の幅が2mm 広い.

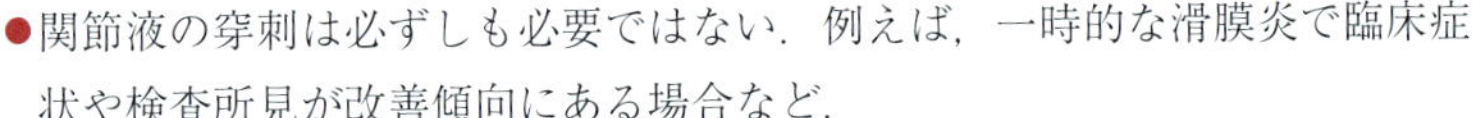

- 関節液の穿刺は必ずしも必要ではない. 例えば, 一時的な滑膜炎で臨床症状や検査所見が改善傾向にある場合など.
- 関節液の穿刺吸引は, 患者の容態や施設の設備に応じて急患室や手術室, 透視室で施行できる.

警告

- **股関節の液体貯留すべてに穿刺吸引を行う必要はない.**

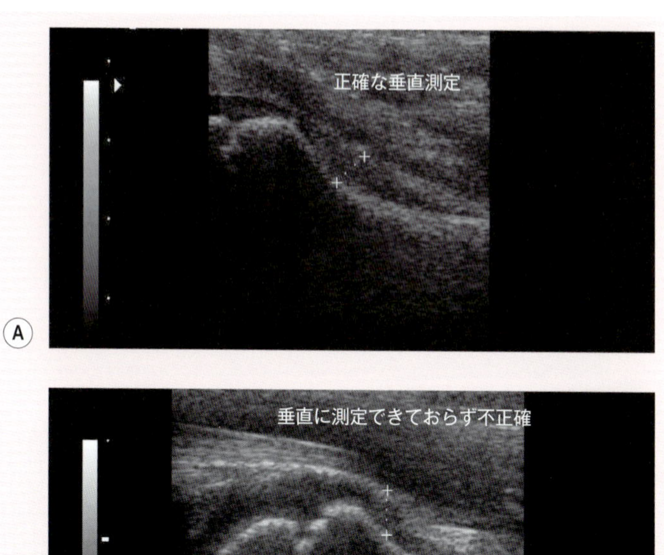

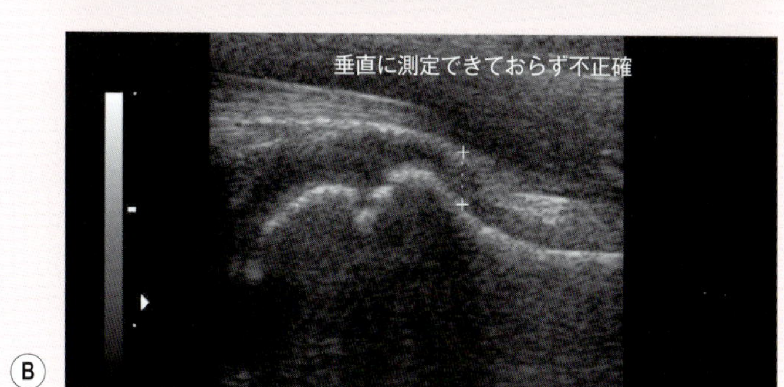

図 13.5　US 画面：正確な測定と不正確な測定
(A)正確な幅の測定(皮質に垂直).(B)不正確な(角度のある)測定.

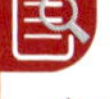
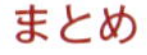

まとめ

- US は素早く施行できる非侵襲的な検査であり，関節液の同定に優れている.
- 適切な画像が左右それぞれ 1 枚ずつあればよい.
- 関節液の有無は患者の治療方針を決めるうえで重要である.
- US は関節液穿刺のガイドとしても有用である.
- 関節液貯留の原因までは US ではわからない.

軟部組織感染症

英国の病院7万か所で1年間調査した結果，蜂窩織炎は救急外来においてよくある症状の1つであった．臨床的な症状がなければ，膿瘍の同定は困難である．膿瘍形成がある場合は蜂窩織炎と治療法が異なるため，診断の精度を上げることは，臨床において有用である．メチシリン耐性黄色ブドウ球菌(methicillin-resistant *Staphylococcus aureus*：MRSA)による市中の軟部組織感染症においては，高率で膿瘍形成を認めるため，膿瘍形成の有無を判定することは最も重要である．

なぜエコーを使うのか

- USは液体貯留の有無を素早く同定することができる．
- 救急医がUSを使うことで，皮下膿瘍の診断の精度が上昇してきている．
- USを使うことで穿刺や切開，ドレナージをより正確に行うことができ，かつ余分な処置も減らせる．

方法と画像

- 患者に症状のある部位を露出させ，楽な体勢をとってもらう．
- よりよい臨床所見を得るために，鎮痛を行う．
- 周波数の高い(7〜12MHz)リニアプローベを用いる．
- 炎症の部位全面を描出し，いくつかの画像を保存もしくは印刷しておく．
- 血管付近の液体貯留は黒く描出されるため，見やすいようにゲインを調節する．ゲインを絞り黒くしすぎると，脂肪や筋肉などの組織も黒くなってしまうため，特に初心者では膿瘍と勘違いしてしまうことがある．これは穿刺の際，混乱のもととなる．

もし穿刺をするのであれば…

- 前もって患者に同意を得ておく．
- 適切な局所麻酔もしくは全身麻酔を行う．
- 滅菌されたプローベとゼリーを用いて，滅菌操作で行う．
- 皮膚面に平行にプローベと針をあて，針全体がみえるようにUSで描出する．
- USで描出しながら，液体貯留に向けて針を進め，針先が液体に入ったことをUSで確認してから吸引を行う．

正常解剖

US画像を正しく解釈するためには，解剖の知識が不可欠である．骨は後方エコーを伴った高エコーな構造物として描出される．一方で，筋肉は大理石様に比較的黒く描出される．筋膜面は比較的高エコーに描出され，皮下組織は比較的まだらな高エコーとして描出される（図13.6）．

病変のエコーのみえ方

蜂窩織炎や膿瘍はUSでの判別が可能であるが，USは病態が進んでいく過程の一断片しか観察できないことを念頭に置くべきである．繰り返し臨床所見を取り直し，USを行うことが重要である．

蜂窩織炎の早期では，US所見は正常であることが多く，あったとしてもわずかにエコー輝度が上昇するのみである．

蜂窩織炎が進行するにつれて，皮下組織に低エコーな部分がみられるようになり，"敷石状"と表現されるような網目状の像となる．これは皮下の浮腫を反映しており，炎症性の変化を表す．膿瘍形成の前段階の所見である（図13.7）．

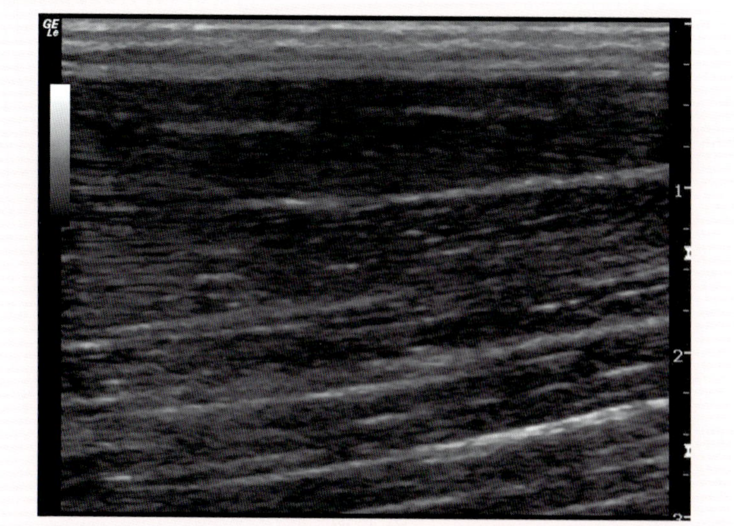

図13.6 US画面：正常な軟部組織

膿瘍形成は正常組織と置き換わった低エコーな構造物として描出され，同定は容易である（図 13.8）．低エコー域のなかに沈殿物を認めることもあり，貯留した液体が動く様子も時折観察される．

後方の増強したアーチファクトもしばしば観察される．

エコーでわかること

- 液体貯留や膿瘍の有無
- 局所の解剖学的構造物との位置関係
- 穿刺吸引のガイドとして

エコーではわからないこと

- 穿刺吸引が成功する可能性を予測したり切開排膿の必要性の判断には使えない．

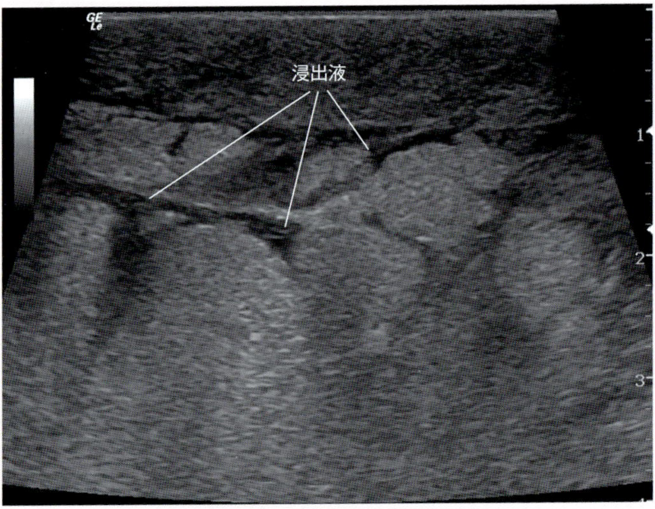

図 13.7　US 画面：蜂窩織炎
浸出液が組織間に貯留し敷石状にみえる．

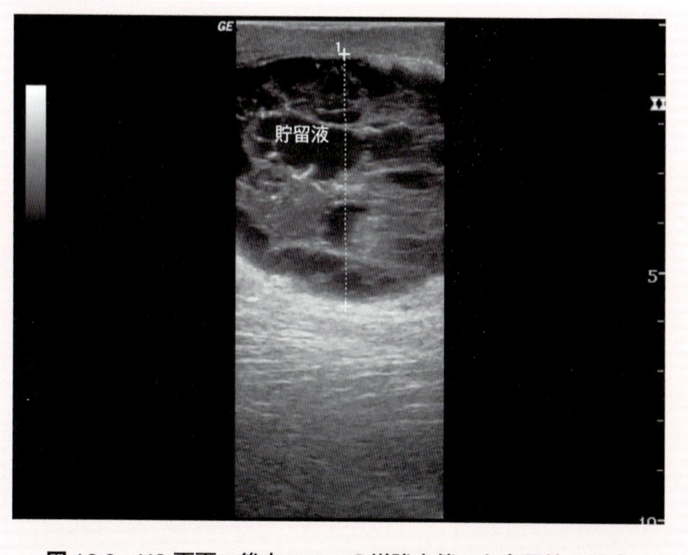

図13.8　US画面：後方エコーの増強を伴った多房性の膿瘍

 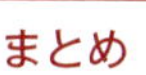

まとめ

- ➡ USは素早く施行できる非侵襲的な検査であり，膿瘍の描出に優れている．
- ➡ US所見は治療方針を決めるうえで有用である．
- ➡ USは膿瘍ドレナージをする際のガイドとしても有用である．

肩関節脱臼

肩関節脱臼は全脱臼のおよそ50%を占め，100人に1～2人が罹患するよくある疾患である．90～98%が前方脱臼であり，保存的加療で50%以上が整復される．

なぜエコーを使うのか

- 脱臼や整復の確認は，筋肉質であろうと肥満体型であろうと難しい．
- USを使うことで，ベッドサイドで脱臼の有無を確認することができる．

- また，整復されたかどうかの確認もベッドサイドで可能である．
- USを用いることで，被曝量を減らせることは，再発患者や習慣的に脱臼を繰り返している人にとっては特に重要なことである．

解剖

肩関節の描出は前方，後方，上方から行う．われわれは，脱臼や整復の同定には，後方からの描出を推奨している．この位置は，脱臼した肩関節において構造の異常が最もわかりやすく，整復できたかどうかの確認も容易である．

また，この位置は上方にある肩峰鎖骨弓や前方にある烏口突起を避けることができ，肩関節の描出がしやすい．さらに，関節窩面の縁を簡単に同定することができるのもこの像である（図13.9）．

方法と画像

- 患者に後上方の肩を露出させ，楽な姿勢をとってもらう．
- 適切な鎮痛を行う．
- 高周波（7～12MHz）のリニアプローベを使用する．
- プローベは横にして肩の後上方にあてる．左右のUSをあてる位置に直接印をつけておく．
- depthは体型にもよるが，およそ3～7cmである．

エコーのみえ方

上記のようにUSをあてると，正常な肩甲骨の関節窩と上腕骨頭は，皮膚表面から等距離の位置に，後方陰影を伴う高エコーな構造物として簡単に描出できる（図13.9）．

前方脱臼は，正常な位置関係の破綻，すなわち肩甲骨の関節唇が正常なdepthにあるにもかかわらず，上腕骨頭の位置が画面上深くなっている（いい換えれば，より前方にずれ，横になっている）ことから診断できる（図13.10）．

必要不可欠な画像

- 整復前（図13.10）
- 整復後（図13.9）いわゆる解剖学的な正常構造

便利なヒント

- 正しく描出できているか不安な場合は，左右の画像を比較するとよい．

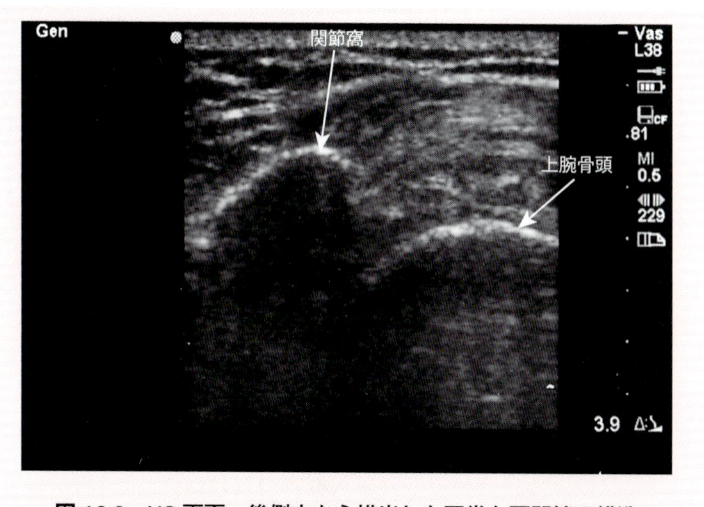

図 13.9　US 画面：後側方から描出した正常な肩関節の構造

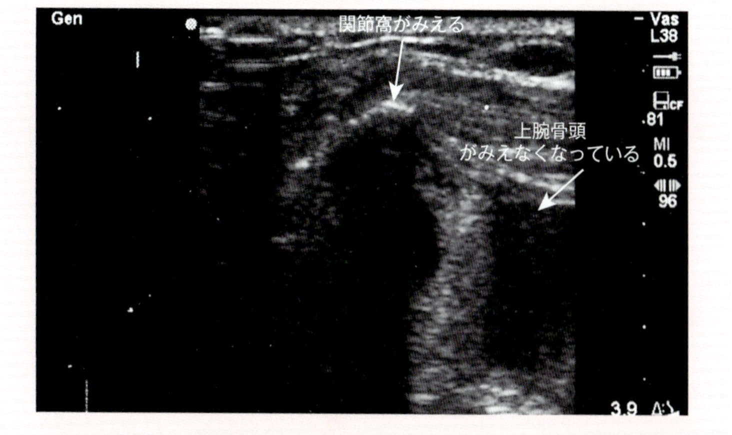

図 13.10　US 画面：前方脱臼

上腕骨頭が本来あるべき位置になく，肩甲骨の関節窩よりも深い位置にずれている．

■ 整復に成功すると，US直視下で上腕骨頭をゆっくり内外旋することが可能になる．

■ USは骨折の合併を評価するための単純X線写真の代わりとはならない．

エコーでわかること

● 脱臼の有無

エコーではわからないこと

● 脱臼に伴うわずかな骨折

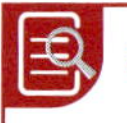

まとめ

➡ USは脱臼や整復を確認することができる．

➡ USを使うことで，特に整復前のX線の使用を減らすことができる．

➡ X線写真の代わりにはなりえない．

骨折の診断

外傷の診断や治療方針の決定には，救急医療において中核となるような専門的なスキルが必要である．X線検査は骨折の診断ツールとして一般的であるが，USやCT，MRIなどを含めたほかの検査ツールも一般的になりつつある．胸骨や肋骨の骨折の診断においては，X線よりもUSのほうが優れていることが示されており，小児の前腕骨骨折の診断においても，X線に代わる正確性の高い診断法になりつつある．USは特に僻地など医療資源が限られた環境において，骨折の診断に役に立つだろう．

なぜエコーを使うのか

● 優しく走査することで痛みを少なくでき，ベッドサイドで素早く施行できる検査である．

● 被曝することがない．

● 骨折のタイプまで判別できることがある．

方法と画像（橈骨・尺骨遠位端）

● 患者に前腕を出して，楽な体勢をとってもらう．

- 適切な鎮痛をする．
- 高周波(7～12MHz)のリニアプローベを使用する．
- depth は 5cm 以内である．
- プローベを骨辺縁の長軸に沿ってあて，端から端まで描出する．
- 6 つの像を描出する．
  - 橈骨の手掌と手背と橈骨面(図 13.11A～C)
  - 尺骨の手掌と手背と橈骨面(図 13.12A，B)

エコーのみえ方

骨膜は，正常な軟部組織に下にあり，エコー輝度が高く，後方陰影を伴っているため同定は容易である(図 13.12)．

骨折の診断においては次の 3 つの US 所見が鍵となる．

- 高エコーの骨膜のわずかな破綻(図 13.13)
- 骨膜の屈曲(図 13.14)
- 血腫に一致した低エコー領域

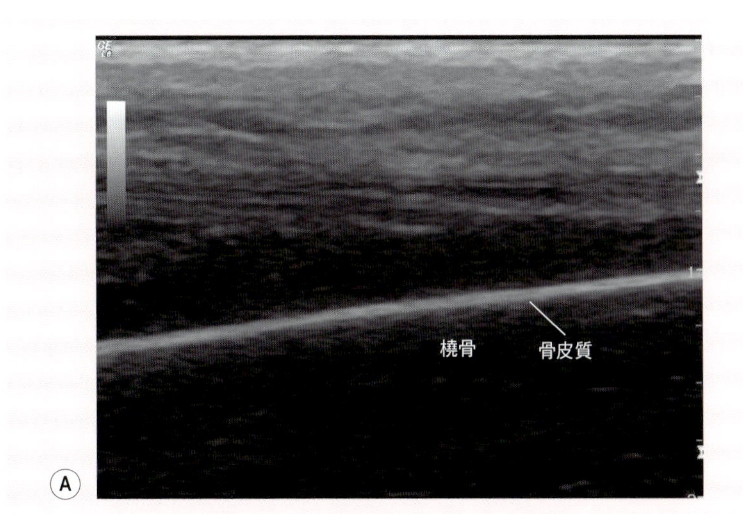

図 13.11 US 画面：正常な骨膜構造
(A)手掌．

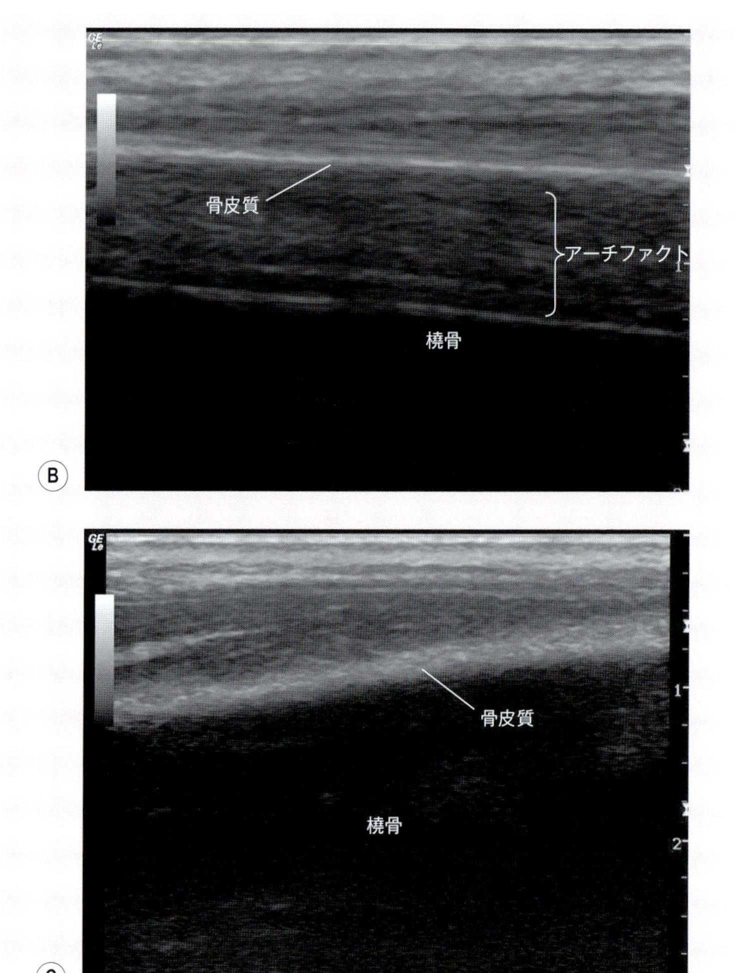

図 13.11　つづき
(B)手背.（C)正常な橈骨端.

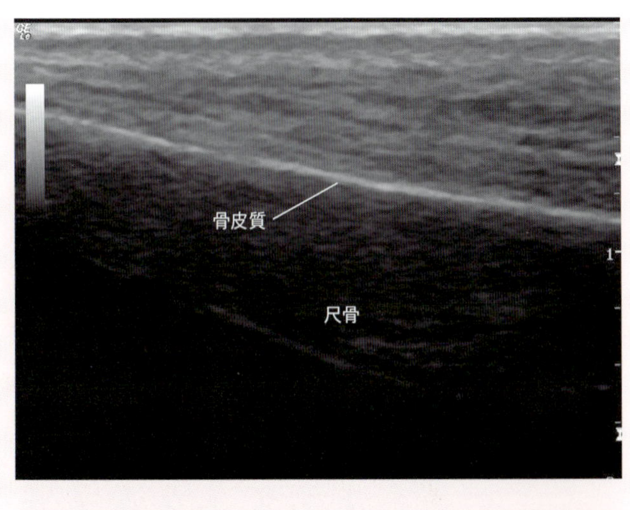

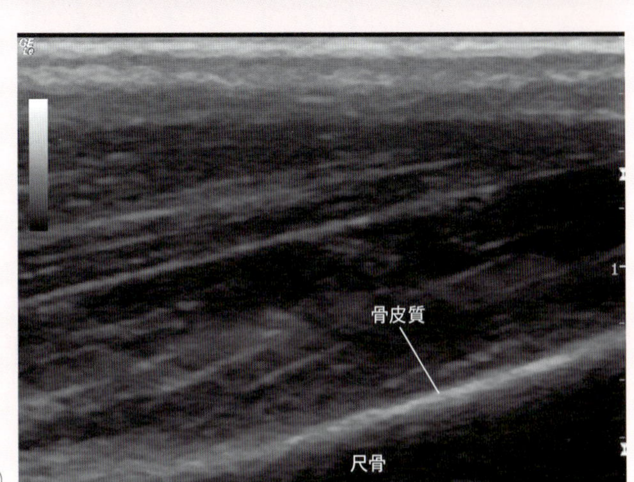

図 13.12　US 画面：正常な骨膜構造
(A)手掌.（B)手背.　正常な尺骨端.

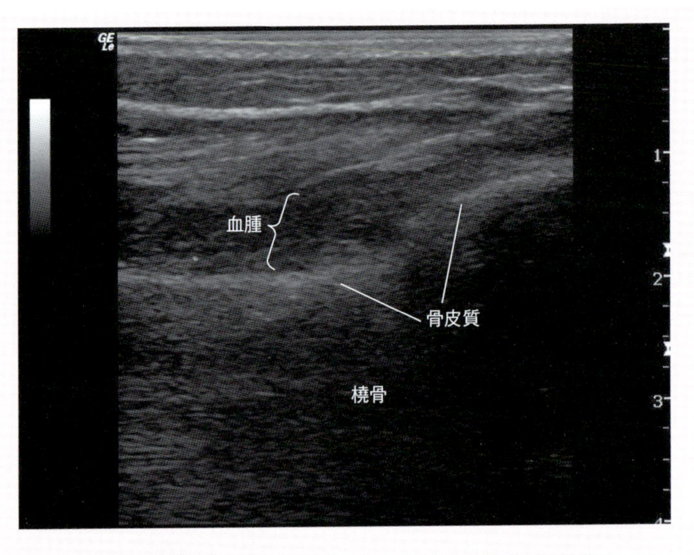

図 13.13　US 画面：骨膜の破綻とその部位に一致して低エコーに描出される血腫

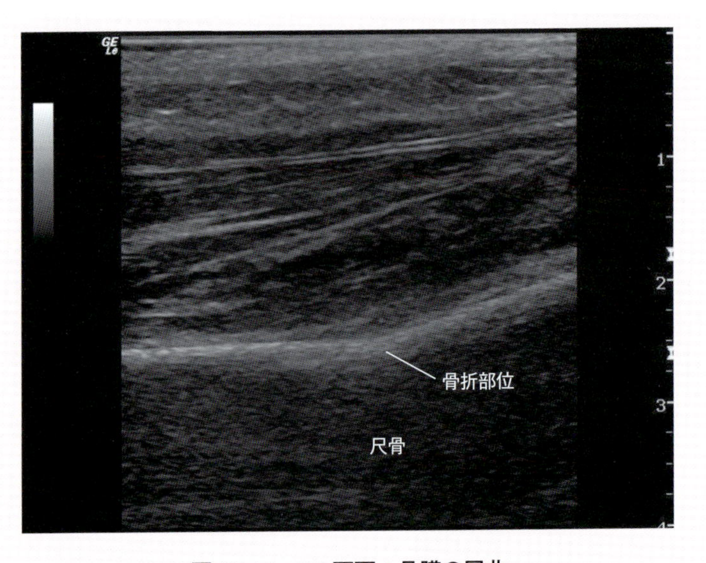

図 13.14　US 画面：骨膜の屈曲

便利なヒント

- 上記のように体系的にまんべんなく描出するが，焦点は疼痛部分に合わせる．
- 観察は可能なかぎり優しく行う．しかし，小児においては骨折部分をプローベで圧迫することで容易に傷つけてしまう可能性があるため，痛みの伴わないX線検査が代わりに用いられる．

エコーでわかること

- 骨折の有無
- 骨膜の屈曲は以前の整復の跡である場合もある．

エコーではわからないこと

- 骨折の形態（粉砕骨折や動脈損傷を伴う場合など）

まとめ

- **USは骨折の診断において有用である（例えば，胸骨骨折や肋骨骨折，橈骨遠位端骨折など）．**
- **USを使うことで単純X線検査と比べて被曝量を減らすことができる．**
- **外傷において，USはX線検査の代わりにはまだなりえない．**
- **USは肩の骨折の診断や除外には有用ではない．**

14 軟部組織異物

Russell McLaughlin

問題：本当に異物があるか

その問いに答えるためには，まず詳しい病歴聴取と各種検査を行う必要がある．その過程で異物かどうかが判明する．しかし，異物はたびたび見逃され，国際的に適用されている一般的な検査はない．異物があるかないかは明確にしておくべきである．

なぜエコーを使うのか

エコー(Ultrasound：US)は，木片やプラスチック，アルミニウムなどX線ではわからない軟部組織の異物の検出や除外に有用である．単純X線写真でみえる異物でさえ，その除去を行ううえでは動的に観察可能なUSのほうがはるかに優れている．

臨床像

患者の多くは，傷の状態や予想される異物，どのようにして皮膚から入ったかなどをたいていは詳しく述べることができる．患者が乳児であったり，発見が遅れた場合，酩酊状態の場合は聴取した病歴が十分でないこともある．病歴が不十分であるにもかかわらず，異物感の訴えが強い患者や創部感染が進行している患者(持続的な排膿があったり，ポケット形成を伴っていたり，治りが悪い場合など)では，はっきりと異物の有無がわかるまでは，異物はあるものとして対応すべきである．

方法と画像

患者の体位

- 適切な体位は臨床症状によって異なる．
- 手や前腕の異物：座らせ，両上肢を診察台にのせてもらう．
- 下腿やつま先の異物：仰臥位もしくは腹臥位で行う．

プローベとスキャン設定

- 表面の異物の検出：高周波プローベ(10～15MHz)に滅菌のゼリーを厚く塗っておく．
- 皮膚から距離を置くパッドや水で満たした滅菌手袋を用いることで**皮膚表面の病巣**の描出が容易になる(図14.1，図14.2)．
- 深部の異物：5～7.5MHzのリニアプローベが最も有用である．
- 異物の深さを予想して焦点やdepthを調節する．

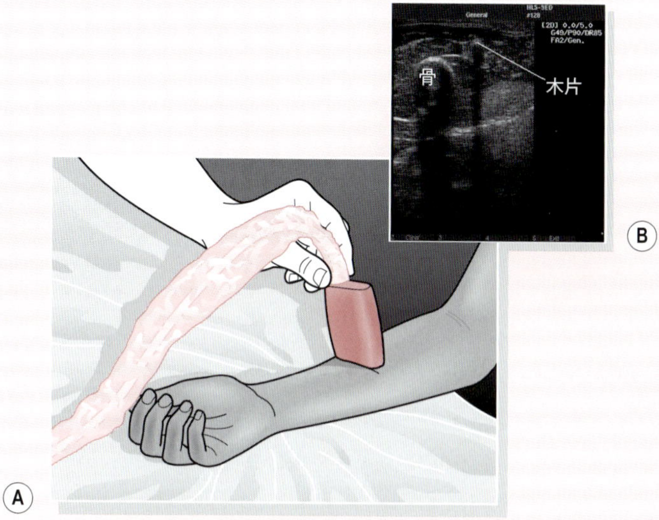

図14.1 水袋を使わないリニアプローベ
(A)リニアプローベを患者の前腕に直接あてた場合．
(B)US画面：皮下までの距離が短い．

プローベの位置と異物の場所を同定するためのランドマーク

- 異物が通過した走行に沿って描出する(図 14.3).
- 異物は多くの場合高エコーに映り，濃度の高い異物であればしばしば後方アコースティックシャドウを引く(図 14.4). 血腫や膿瘍を伴う場合，異物のまわりは低エコーの液体貯留で囲まれる.
- もし，変形や異物を確認した場合，プローベを 90° 回転させ繰り返し観察し，予測される異物と一致するか確かめる. 加えて，異物が 1 つだけなのか，複数あるのか，木片が粉々になっていないかどうかにも注意を払う必要がある. もし，観察したことのない構造物を疑う場合，解剖学的に正常な物質を除外するため，逆の四肢を観察する. 組織の区別がつかない場合には，カラードップラーは正常な血管を見分けるために有用である.
- 異物を同定した場合，皮膚の表面にマーキングを行い，外科的除去になった場合に備え，血管や関節，腱近傍の解剖を把握する.
- 異物を除去する際の補助として，針の位置確認をするのにも有効である.

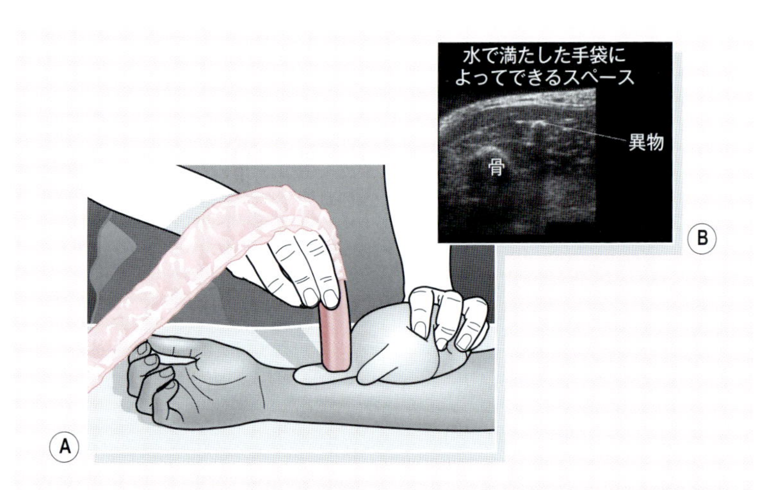

図 14.2 水袋を使ったリニアプローベ

(A)リニアプローベを水で満たした手袋を介して患者の前腕にあてた場合.
(B)US 画面：皮下までの距離が長くなり，異物をみつけやすくなる.

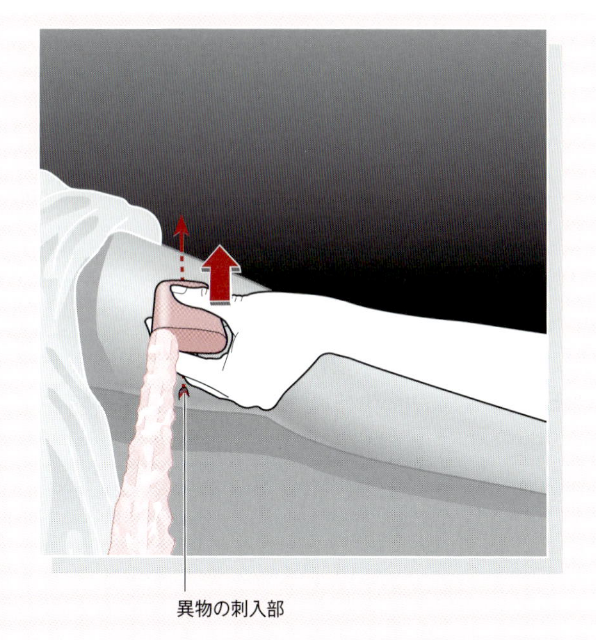

図 14.3　異物の経路に沿って描出

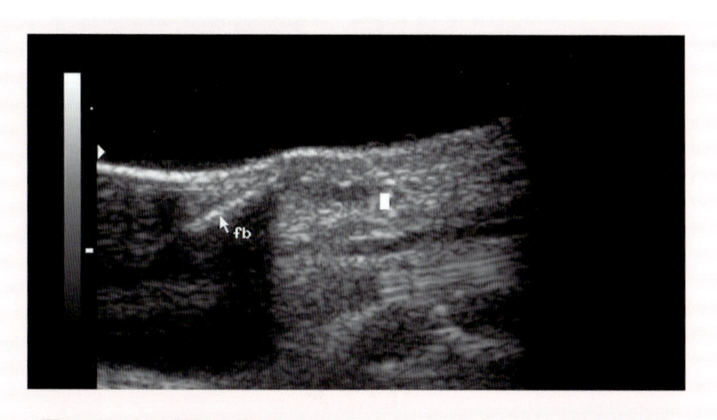

図 14.4　US 画面：後方にアコースティックシャドウを伴う異物

異物の除去

施行前には，十分なインフォームドコンセントを得たうえで，皮膚を消毒し，滅菌されたエコーゼリーとプローベカバーを用いて滅菌操作で行う．

準備ができたら次の操作で行う．

1. 局所麻酔をする．
2. 異物の走行に沿ってプローベをあて，描出する．25G など細い針で皮膚を貫き，画面上で針先もしくは針によるアーチファクトを同定する．針が異物にあたるまでゆっくり針を進める．これが，外科的処置の際のガイドとなる．
3. リアルタイムに US で描出しながら，異物の除去を試みる．しかし，この方法は以下に示す理由から実用的とはいえないと著者は考える．
   - 創部に沿って切開すると，軟部組織に空気を引き込んでしまい，US 画像が不鮮明となる．
   - 描出と除去を同時に行うことは難しい場合が多いため，2 人以上は必要である．

便利なヒント

- **皮膚表面の組織**を観察する際，皮膚までの距離をつくることができるパッドや水を満たした滅菌手袋を用いることで，よりよい画像が得られる．
- 本来の解剖学的な構造が保たれていると感じた場合，肢を変えて観察し，解剖学的に正常な組織は除外する必要がある．
- ペンや針で異物の位置に印をつけることで，その後の除去がしやすくなる．

エコーでわかること

- 異物があるかどうか
- 異物の位置
- 多数の異物の有無
- 周囲の血管や腱の位置

エコーではわからないこと

- 異物の成分
- 異物周囲の液体の成分

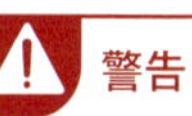
警告

- 患者自身が異物があると訴える場合にはたいていあることが多い. US ではなく患者を信用する.

注意点

- **US で描出できた場合**：症状や周囲の重要な解剖を評価したうえで，異物除去を考慮する.
- **US で描出できない場合**：US 再検と 1～2 週間を目安に症状をフォローする．また，放射線科医師に相談しさらなる画像検査を考慮する.
- **US ではみえるが手術で同定できない場合**：US を再検し，創部から異物に向け針を刺し，それをガイドとして，異物に向け切開を加える.

警告

- 異物があるからといって, ただ除去をすればいいというものではない. 常に患者の要望や症状, 局所の解剖を把握したうえで行うべきである.

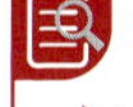
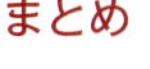
まとめ

- ➡ US は軟部組織の異物をみつけるために有用である.
- ➡ 単純 X 線写真ではわからない異物も描出することができる.
- ➡ US は異物を除去する際のガイドとしても使える.
- ➡ US は病歴や身体所見の代わりとはなりえない．きちんと問診し所見をとることが重要である.

15 紛争時や宇宙における救急エコー

Andrew W Kirkpatrick, John T McManus, Russell McLaughlin

現場でのエコー

- エコー(Ultrasound：US)はバッテリー駆動であり，緊急事態の際にはすぐに現場にもっていくことが可能な唯一の画像診断ツールである．
- さらに，USでは全身を観察可能で，多くの臓器や構造を検索することができる．US所見が蘇生や治療に直結することがある．
- 何度も繰り返して評価することができる(治療に反応しない患者でも)．
- USでは生理学的な所見や解剖学的な所見はデジタルで記録することができ，容易に文書に残すことも可能である．離れた場所にいる人でも結果をみることができる．
- USの有用性は本書で説明してきたとおりである．したがって臨床に即して，本章では紛争時や宇宙でのUSの使用法について述べる．

紛争時および宇宙での蘇生におけるエコーの活用法

- 気道の評価
- 呼吸
  - 無呼吸
  - 血胸
  - 気胸
  - 肺胞の間質性病変
- 循環
  - 死亡時
  - 心タンポナーデ
  - 循環血漿量減少
  - 心不全
  - 腹腔内出血
  - 血管アクセス

- 長幹骨骨折

コツと落とし穴

- 蘇生時のUSは検者に大きく依存する．そのため身体所見の追加所見と考え，結果の解釈には注意する．
- USの結果は臨床所見をより確実にする(例えば外傷におけるショック患者のFAST(Focused Assessment with Sonography in Trauma)陽性)．陰性所見は気をつけて解釈をして，時には患者評価に用いないこともある．
- **検査をするのではなく患者の治療をする．**
- 治療や評価にかかわらない所見を時間かけて集めても無駄である．
- 脂肪は合衆国の敵であり，USの天敵だ(enemy of US)．軍人は体を鍛えていて筋肉質なのでUSはあてやすい．

検査の前に

- 医療行為をする前に患者と自分自身が安全か確認する(避難所に逃げる，消火は万全か，周囲の安全は確保されているか)．自分自身が傷病者になれば患者の不利益になる．
- 気道確保をする．
- 持続する外出血があれば圧迫止血をする．
- トリアージ：呼吸停止(両側sliding signがない)かつ心停止(USで心静止)の場合は蘇生の対象としない．

気道と呼吸

第5章『肺と胸郭』を参照．

エコーでの気道評価

原理

- 回転翼の航空機や国際宇宙ステーションや，戦闘地域の乗り物では聴診器の使用は雑音が多く，使用不可能．
- カプノグラフィーなどの道具は通常使用不可能である．
- 空気はUSをほぼすべて反射する．そのため正常肺はUSで確認できない．だが多くの致死的胸部外傷は肺自体より気胸など胸膜部分に所見がある．

- USでは正常呼吸で，壁側胸膜上で臓側胸膜の sliding sign があるようにみえる．
- USは気管チューブの位置が正しいか判断するのに有用である．もし胸膜に sliding sign があれば，患者は呼吸ありと判断できる．挿管されて無呼吸状態の患者であれば，換気で sliding sign があれば気管チューブの位置が正しいとわかる．

落とし穴

- sliding sign では換気量が十分かかどうかはわからない．
- sliding sign は心拍動から伝わる肺の拍動とは違う．

エコーでの呼吸評価

原理

- 緊張性気胸は防ぎうる外傷死の原因である．
- USでの緊張性気胸の評価は，盲目的な胸腔穿刺による評価と違って，医原性の損傷なく安全に施行できる．

落とし穴

- sliding sign の消失は緊張性気胸の所見ではあるが，無呼吸状態や単に胸膜の癒合や癒着でもみられる所見である．

循環

詳細は**第4章**『FAST と EFAST』と**第6章**『的を絞った心エコーによる循環血漿量の評価』を参照のこと．

原理

- 出血は防ぎえた外傷死の主な要因の1つである．
- 腹腔内大量出血は腹部外傷では比較的多くみられる．腹腔内出血の所見がなく，不安定型の骨盤骨折がある場合は後腹膜出血を示唆する．
- およその心機能もUSで決定することもある．
- 心収縮しているかわずかに動いているか，心不全状態にあるか心停止にあるかは慣れれば容易に鑑別可能である．

- 現場では，誰を最初に避難させるか，どんな方法で行うか，誰を救出すべきかなどを状況に応じて決定することが可能なので US は有用である．

落とし穴

- FAST だけ判断できない場合は繰り返しても意味はなく，ほかの検査を考慮する．

筋骨格系

詳細は**第 13 章**『筋骨格系組織と軟部組織』を参照のこと．

原理

- 通常骨折などの外傷は致死的になることはない．だが紛争などの状況下では，兵士の 1 つの骨折が，作戦の内容と同様に，個人や部隊の生存に大きくかかわるかもしれない．
- 高揚している人間は自身の運動を制限するような創傷に気づかなかったり，そのままでいることが多い．
- 骨折がわかると任務が遅れたり複雑な変更中止になることもある．

方法

- 短軸でも長軸でも高振幅のリニアプローベが骨皮質を描出するのに使われる．
- 皮質の連続性が少しでも欠損していれば，対側と比較して確認する必要がある．

落とし穴

- 長い骨や骨幹部であれば用意に描出できるが，四肢の小さな骨や関節を評価するには経験がいる．

宇宙におけるエコーの遠隔利用

- 国際宇宙ステーション内においては US は唯一の画像診断法であり，ステーション滞在中には治療のほぼすべてのアルゴリズムに US での評価が入っている．
- US の経験豊富な人間が宇宙に行くのは現実的ではないので，NASA は地上にいる専門家がUSの経験が浅い宇宙船乗組員に助言をしながら行えるような遠隔医療の技術を開発してきた.

- 地上であれば遠隔医療はすでに十分に機能している.

エコーの未来

- USはより多くの移動や蘇生目的の救急車両に導入されている. そして今後数十年の間に1人が1台のUSをもつようになるだろう.
- USは格段に安くなりながらも性能は向上していき, さらに扱いやすくなるだろう. CTやMRI 1台と同じ値段で何百台ものUSが購入できるようになる日も近い.
- 将来的にはソーラーパワーのUSが理想的である.
- 遠隔医療のサポートやロボットによる検査も可能になりつつある.
- 判断の補助や自動解析などの機能も格段に向上するだろう.
- 最も重要なことは, 身体所見の1つにUSを加えて, 基本技能としてすべての医学生が学ぶようにすることであろう.

16 結論

Russell McLaughlin, Justin Bowra

本書が面白く教育的な本であると読者に感じてもらえれば，と願う．以下のことはそこまで強く強調されていないはずである．

- 本書はエコー(Ultrasound：US)に関しての膨大な量のテキストではない．さらに，読者は，救急USを行う医師は，必ずしもUSの全側面における膨大な知識を求められているわけではないということを心に留めておいてほしい．
- 本書は救命治療におけるUSの役割に対する取り組み方の1つを示すものではあるが，本書以外にも素晴らしく効果的な勉強方法はあるはずだ．

第1章でも触れたが，救急外来でUSを行う医師は，救急USの使用や，各章において挙げられた基本的な質問に対して答える際に要求される知識・技能を単純に求めているだけである．本章のねらいは，個人や部署ベースで救急医療用USについて考える際に取り組むべき主要な領域を要約することである．

監査／質の管理／訓練

われわれは救命治療におけるUSの練習については，正式な形で，以下のことを含めて体系的に学習と実施が行われることを推奨している．

監査と質の管理

すべてのUSによる画像診断は，診断の品質と通常の基準における正しい患者の処遇に関して定期的に評価されるべきだろう．本書の初版(日本語版は未発売)では，USによる画像診断はリーダーとなる救急医と放射線科医との間で合同演習として行うことを勧めたが，救命治療におけるUSが神経ブロックや心エコーなどの“非放射線科医”の領域まで広がっていることを考えると，このアドバイスは実際に即していないであろう．その原理は変わっておらず，つまり，リーダーとなる医師は，救命治療におけるUSの分野の専門家と密に連絡を取り合うべきであり，これが部署によって行われるべきである．

救命医療における US の専門性が深まるにつれて，救急医療と集中治療は専門性の品質保証と管理の観点からより自立的なものとなっていく．

訓練

訓練に取り組むすべての臨床医は，指導者の監督下での US 練習，組織的な教育，画像撮影やその読影の技術に関して定期的に累積的な評価を受けるなど，体系的なプログラムに参加すべきである．しかしながら，この過程は決して標準化されてはいない．国としてやり方が定まっていないところでは地域のやり方にのっとり，練習を行うことに賛同し，実行することは研修生の責任だ．

マネジメント

救命医療における US の利用に関する幅広い問題について考えることは，指導医や救急外来の科長の責任である．それには以下のようなものがある．

- 政略的問題．ここで最も重要な問題は現場で US を使う他部署(例えば放射線科，血管外科，循環器科)との関係性である．ほかの関係者が技術の限界や利益について気づいていることも不可欠なことである．例えば，手術を行うほかの医師が，US で与えられた情報(例えば，腹部大動脈瘤(Abdominal Aortic Aneurysm：AAA)，腹水，後腹膜への浸出液)に基づいて準備してくることは不可欠なことであろう．
- US 機器についての投資対効果の向上を含む資本と収入

研究と今後の方針

臨床訓練のどの分野とも同じように，臨床医が自身の専門分野において研究や将来的な発展に並行してついていくことや根拠に基づいた実践をすることは重要である．研究をしたいと考えたり，便利な道具としてポイントオブケア US を使ったりする臨床医がいるかもしれない．

“古い技術－新しい利用”の概念は，近年の救急医療における US の利用に大きな発展をもたらし，ポータブル機器技術を進歩させた．さらに，仕事で US を利用しているかなりの数の臨床医が，この機器の限界をテストし続けるだろう．このような理由から，救急医療における US の利用は急速に発展していくだろう．例えば，肺水腫診断のための肺エコーは，かなり最近まで推論的なものであるとして避けられてきた．また造影USは，腹部外傷研究において国際的な関心を生んでいる．

救急外来で使われるUSに関する研究は，多くのレベルに分けられている．

- 技術的／最先端：例えば，コンピューター技術の向上，USコントラスト，US機器の小型化，3次元(3D)US，4次元(4D)US．これらの研究はUS製造業者や，研究系の放射線科医や化学者によるものであるようだ．救急外来用の有用な道具として使われるようになるまでにはおそらくかなりの年月がかかるだろう．
- 臨床実験：例えば，外傷迅速簡易超音波(Focused Assessment with Sonography in Trauma：FAST)による検査，AAA．救急外来におけるこれらの利用の利益に関する研究が，世界中のセンターで行われている．しかしながら，利用者はまず最初に彼ら自身のローカル設定の観点からその根拠を批判的に評価しなければならない．
- 局所的検証研究：例えば，妊娠初期における検査や胆管のスキャンなど，新たな適用の導入．ほかのセンターから得られた根拠に基づいて，新たな適用を導入する役割がある．

警告

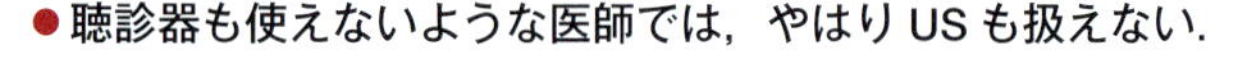

- 聴診器も使えないような医師では，やはりUSも扱えない．

まとめ

- 上記のすべての問題は救急医療におけるUSの実施の前に考えられなければならない．
- 研修生は臨床的，政略的問題に注意して前述したすべての臨床状態を判別しなければならない．
- 救命治療におけるUSは正常な臨床判断に取って代わられることは決してないだろう．

付録 1

記録用紙

救急エコーチェックリスト

Emergency Department, Royal North Shore Hospital, Sydney, Australia より許可を得て改変

患者情報

検者……………………………………………………………

日付……………………………………………………………

適応……………………………………………………………

所見	あり	なし	評価困難
腹水	□	□	□
胸水	□	□	□
気胸	□	□	□
心嚢液	□	□	□
心臓……………………	□	□	□
腹部大動脈瘤	□	□	□
胆嚢および総胆管……………	□	□	□
尿路……………………	□	□	□
膝上までの深部静脈血栓	□	□	□
臀部	□	□	□
その他……………………	□	□	□

画像保存　□ あり　□ なし

紙媒体の記録　□ あり　□ なし　ホチキスでとめる

エコー上の診断と日時……………………………………………

最終診断と日時……………………………………………

最終診断の根拠（CT など）……………………………………………

放射線科医／上級医からのチェック：名前……………… 日付………………

画像は十分か　□ はい　□ いいえ

その解釈は正しかったか？　□ はい　□ いいえ

ほかの鑑別疾患

	確定診断	エコーと異なる診断	特記事項
CT	□	□	
手術	□	□	
その他（血管造影など）	□	□	

付録 2

有効な団体や組織

最新の資格認定や専門的な情報，ガイドラインは下記の団体および組織から入手することができる．下記の連絡先一覧は，救急エコーに制限されたものではなく，網羅的なものでもない．

米国

- American College of Emergency Physicians (ACEP)
  www.acep.org
- American College of Radiology (ACR)
  www.acr.org
- American Institute of Ultrasound in Medicine (AIUM)
  www.aium.org

豪州

- Australasian College for Emergency Medicine
  www.acem.org.au
- Australasian Society for Ultrasound in Medicine (ASUM)
  www.asum.com.au

英国

- The Royal College of Emergency Medicine
  www.rcem.ac.uk
- British Medical Ultrasound Society
  www.bmus.org
- Royal College of Radiologists
  www.rcr.ac.uk

付録 3

参考文献

Beebe HG, Kritpracha B 2003 Imaging of abdominal aortic aneurysm: current status. Annals of Vascular Surgery 17:111–118.

Brenchley J, Sloan JP, Thompson PK 2000 Echoes of things to come: ultrasound in UK Emergency Medical Practice. Journal of Accident and Emergency Medicine 17:170–175.

Broos PLO, Gutermann H 2002 Actual diagnostic strategies in blunt abdominal trauma. European Journal of Trauma 2:64–74.

Burnett HC, Nicholson DA 1999 Current and future role of ultrasound in the Emergency Department. Journal of Accident and Emergency Medicine 16:250–254.

Dart RG, Kaplan B, Cox C 1997 Transvaginal ultrasound in patients with low beta-human chorionic gonadotrophin values: how often is the study diagnostic? Annals of Emergency Medicine 30(2):135–140.

Durston W, Carl ML, Guerra W 1999 Patient satisfaction and diagnostic accuracy with ultrasound by emergency physicians. American Journal of Emergency Medicine 17(7): 642–646.

Feigenbaum H 1994 Echocardiography, 5th edn. Lea & Febiger, Baltimore, ISBN 0 8121 1692 5.

Gent R 1997 Applied physics and technology of diagnostic ultrasound. Miner Publishing, Prospect, South Australia, ISBN 0646276018.

Hagen-Ansert SL 1989 Textbook of diagnostic ultrasonography, 3rd edn. Mosby, London, ISBN 0 8016 2446 0.

Heller M, Jehle D 1997 Ultrasound in emergency: out of the acoustic shadow. Annals of Emergency Medicine 29:380–382.

Holmes JF, Harris D, Baltiselle FD 2003 Performance of abdominal ultrasonography in blunt trauma patients with out of hospital or emergency department hypotension. Annals of Emergency Medicine 43(3):354–361.

Jolly BT, Massarin E, Pigman EC 1997 Colour Doppler ultrasonography by emergency physicians for the diagnosis of acute deep venous thrombosis. Academic Emergency Medicine 4:129–132.

Kaddoura S 2002 Echo made easy. Churchill Livingstone, Edinburgh, ISBN 0 443 06188 2.

Kuhn M, Bonnin RL, Davey MJ et al 2000 Emergency department ultrasound scanning for abdominal aortic aneurysm: accessible, accurate, and advantageous. Annals of Emergency Medicine 36(3):219–223.

Lanoix R, Baker WE, Mele JM, Dharmarajan L 1998 Evaluation of an instructional model for emergency ultrasonography. Academic Emergency Medicine 5(1):58–63.

Lichtenstein DA 2002 General ultrasound in the critically ill. Springer, ISBN 3-540-20822-4.

Ma OJ, Mateer JR 2003 Emergency ultrasound. McGraw-Hill, New York, ISBN 0 071 37417 5.

Ma OJ, Mateer JR, Ogata M et al 1995 Prospective analysis of a rapid trauma ultrasound examination performed by emergency physicians. Journal of Trauma 38(6):879–885.

Mandavia DP, Aragona J, Chan L 2000 Ultrasound training for emergency physicians—a prospective study. Academic Emergency Medicine 7(9):1008–1014.

Mateer J, Valley V, Aiman E et al 1996 Outcome analysis of a protocol including bedside endovaginal sonography in patients at risk for ectopic pregnancy. Annals of Emergency Medicine 27:283–289.

McMinn RMH 1994 Last's anatomy, 9th edn. Churchill Livingstone, Edinburgh, ISBN 0 443 04662 X.

Nilsson A 2002 Knowledge of artefacts helps prevent errors. Diagnostic Imaging Europe December 25–29.

Royal College of Radiologists, Faculty of Clinical Radiologists 2005 Ultrasound training recommendations for medical and surgical specialties. London.

Rumack CM, Wilson SR, Charboneau JW 2004 Diagnostic ultrasound, 3rd edn. Mosby, ISBN 0 323 02023 2.

Schlager D 1997 Ultrasound detection of foreign bodies and procedure guidance. Emergency Medicine Clinics of North America 15:895–912.

Shih CHY 1997 Effect of emergency physician-performed pelvic sonography on length of stay in the Emergency Department. Annals of Emergency Medicine 29:348–352.

Sirlin CB, Brown MA, Deutsch R et al 2003 Screening ultrasound for blunt abdominal trauma: objective predictor of false negative findings and missed injury. Radiology 229:766–774.

Taylor Kenneth JW 1985 Atlas of obstetric, gynecologic and perinatal ultrasonography, 2nd edn. Churchill Livingstone, Edinburgh, ISBN 0 443 08443 2.

索引

数字・ギリシャ文字・英字

あ

い

く

け

こ

さ

す

せ

そ

た

へ

ほ

ま

み

む

め

も

ゆ

よ

ら

り

ろ

わ

監訳

今　明秀（こん あきひで）

八戸市立市民病院副院長，救命救急センター所長，臨床研修センター所長を兼務.

1983 年　自治医科大学を卒業後，青森県立中央病院で初期研修
1985 年　倉石村国保診療所に所長として着任
1986 年　公立野辺地病院に外科医師として勤務
1988 年　六戸町国保病院に外科医師として勤務
1990 年　青森県立中央病院救命救急センターに外科医師として勤務
1991 年　下北医療センター国保大間病院に外科副院長として勤務
1993 年　公立野辺地病院に外科副医長として勤務
1998 年　川口市立医療センター救命救急センターに副部長として着任
2004 年　八戸市立市民病院に救命救急センター所長として着任
2006 年　八戸市立市民病院臨床研修センター所長を兼務
2009 年　八戸市立市民病院でのドクターヘリ，2010 年にドクターカーの導入
2012 年　八戸市立市民病院副院長を兼務
2014 年　日本外傷学会理事
2016 年　移動緊急手術室（処置室）ドクターカー V3 開始

そこが知りたい！

救急エコー 一刀両断！

発　行　2017年1月20日　第1刷

監　訳　今　明秀

発行者　布川　治

発行所　エルゼビア・ジャパン株式会社
〒106-0044　東京都港区東麻布1-9-15 東麻布1丁目ビル
☎ 03-3589-5024

発売元　株式会社 三輪書店
〒113-0033　東京都文京区本郷6-17-9 本郷綱ビル
☎ 03-3816-7796　FAX 03-3816-7756
http://www.miwapubl.com/

組　版　Toppan Best-set Premedia Limited

印刷所　日経印刷株式会社

ISBN978-4-89590-568-8